L'ŒUVRE MÉDICO-CHIRURGICAL

Dr CRITZMAN, Directeur

Monographies Cliniques

SUR

les Questions Nouvelles

en Médecine
en Chirurgie, en Biologie

N° 30

(publié le 23 juin 1902)

LE GANGLION LYMPHATIQUE

PAR

M. Henri DOMINICI

PARIS

MASSON ET Cⁱᵉ, ÉDITEURS

LIBRAIRES DE L'ACADÉMIE DE MÉDECINE

120, BOULEVARD SAINT-GERMAIN (6°)

CONDITIONS DE LA PUBLICATION

La science médicale réalise journellement des progrès incessants, les questions et découvertes vieillissent pour ainsi dire au moment même de leur éclosion. Les traités de médecine et de chirurgie, quelque rapides que soient leurs différentes éditions, auront toujours grand'peine à se tenir au courant.

C'est pour obvier à ce grave inconvénient, auquel les journaux, à cause de leur devoir de donner les nouvelles médicales de toutes sortes et nullement coordonnées, ne sauraient remédier, que nous avons fondé, avec le concours des savants et des praticiens les plus autorisés, un recueil de Monographies destinées à pouvoir être ajoutées par le lecteur même aux traités de médecine et de chirurgie qu'il possède, les tenant ainsi au courant de toutes les innovations et de toutes les grandes découvertes médicales.

Nous tenant essentiellement sur le terrain pratique, nous essayons de donner à chaque problème une formule complète. La valeur et l'importance des questions sont examinées d'une manière critique, de façon à constituer un chapitre entier, digne de figurer dans le meilleur traité médico-chirurgical.

La *Médecine* proprement dite, la *Thérapeutique*, la *Chirurgie* et *toutes les spécialités médicales* sont représentées dans notre collection. Les Sciences naturelles n'y seront pas non plus négligées. La *Zoologie*, la *Microbiologie* avec la sérothérapie et les problèmes de l'immunité, la *Chimie biologique* et les toxines trouveront une large place dans cette publication.

Chaque question y est traitée, soit par celui dont les travaux l'ont soulevée, soit par l'un des auteurs les plus compétents, et chacun, homme de science, praticien ou simple étudiant, pourra facilement et sans perte de temps y étudier la question qui l'intéresse. On y trouvera réunies la presque totalité des grandes découvertes médicales traitées d'une manière classique. Par sa nature même, par son but, notre publication doit être et sera absolument éclectique. Elle ne dépendra d'aucune école.

Les **Monographies** *n'ont pas de périodicité régulière.*

Nous publions, aussi souvent qu'il est nécessaire, des fascicules de 30 à 40 pages, dont chacun résume une question à l'ordre du jour, et cela de telle sorte qu'aucune ne puisse être omise au moment opportun.

Les Éditeurs acceptent des souscriptions payables par avance, pour une série de 10 monographies, au prix de 10 francs pour la France et 12 francs pour l'étranger.

Chaque Monographie est vendue séparément 1 fr. 25.

Toutes les communications relatives à la Direction doivent être adressées sous le couvert du Dr Critzman, 28, rue Greuze, 16e, à Paris.

LE GANGLION LYMPHATIQUE

PAR

M. HENRI DOMINICI

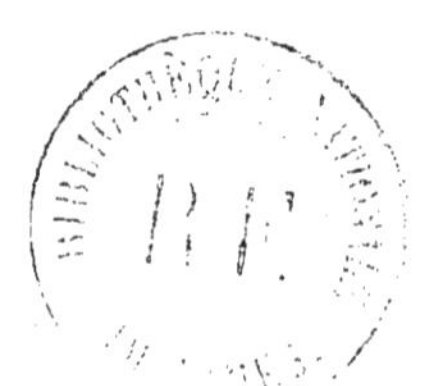

STRUCTURE ET ROLE HÉMATOPOIÉTIQUE

LA STRUCTURE DU GANGLION [1]

Disséquons un des paquets vasculo-nerveux situés chez les Mammifères au niveau du cou, des plis articulaires, du médiastin, et nous trouverons dans le tissu cellulo-graisseux périvasculaire les organes que nous allons étudier, les ganglions lymphatiques.

Ce sont des corps arrondis ou ovalaires plus ou moins aplatis, en forme de haricots, mobiles dans la gangue cellulo-graisseuse qui les enrobe et de taille variable.

Ces organes ressemblent au rein, dont ils possèdent la configuration générale y compris la présence d'une dépression comparable au hile de ce viscère.

Ils sont échelonnés le long des vaisseaux lymphatiques avec lesquels ils ont les connexions les plus intimes. Mais l'étude de ces connexions n'est pas du ressort de la dissection simple. Il a fallu les injections pratiquées par divers auteurs (Ranvier-Renaut) pour nous renseigner d'une façon précise à ce sujet.

Ces recherches démontrent que les ganglions interceptent le cours de la lymphe. En effet, parmi les vaisseaux lymphatiques entourant ces organes, il en est qui se dispersent à leur périphérie et les perforent pour y déverser leur contenu. Ce sont les *vaisseaux lymphatiques afférents*. Les autres s'amassent au hile en compagnie des vaisseaux sanguins. Ce sont les *vais-*

1. Nous avons choisi comme objet d'étude le ganglion du lapin. On trouvera dans les traités de Ranvier et Renaut et la thèse de Labbé 1898, les renseignements concernant les variations de structure du ganglion envisagé dans les différentes espèces animales et suivant l'âge, la région, etc.

seaux lymphatiques efférents. Ils drainent la lymphe importée, lymphe dont le flot se trouve grossi du contingent fourni par le tissu propre du ganglion.

C'est là une notion fondamentale que l'étude histologique peut seule nous révéler. Avant de l'aborder nous envisagerons le ganglion au point de vue de l'anatomie microscopique.

ANATOMIE MICROSCOPIQUE

A. — Étude générale.

Examinons à un faible grossissement la surface de section d'un ganglion obtenue par une coupe sagittale. (Plan de section passant par le hile et parallèle au grand axe de l'organe.) Après coloration par l'éosine et l'orange, et le bleu de toluidine, nous reconnaîtrons les trois systèmes anatomiques constituant le ganglion : ce sont les *systèmes folliculaire, capsulaire* et *caverneux.*

SYSTÈME FOLLICULAIRE

Formé d'une substance compacte intensément teintée de bleu (éosine, orange, bleu de toluidine), le système folliculaire se détache nettement sur un fond rose et violacé.

Les contours en sont anfractueux car la *substance folliculaire* est modelée de façon variable.

A la périphérie du ganglion (zone corticale)[1] elle est découpée en blocs plus ou moins massifs.

Les uns, volumineux et bossués, sont les *masses folliculaires.*

Les autres, petits et régulièrement arrondis, sont les *follicules.*

Par leur face profonde, *masses folliculaires* et *follicules* regardent le hile et se raccordent à des travées allongées, cylindriques ou polygonales : les *cordons folliculaires.* Ces cordons forment un réseau anastomotique occupant le *centre du ganglion.*

Masses folliculaires, follicules, cordons folliculaires constituent le système folliculaire.

SYSTÈME CAPSULAIRE

Une capsule périphérique mince, de structure dense, de coloration rose avec stries violettes représente l'enveloppe de la glande lymphatique.

---

1. Les auteurs classiques appellent substance corticale la couronne périphérique constituée par les masses folliculaires et les follicules. Ils dénomment substance médullaire le réseau profond des cordons folliculaires.

Or les cordons folliculaires, les follicules et les masses folliculaires sont formés par un même tissu.

Il n'y a donc pas lieu de différencier une substance corticale et une substance médullaire.

Afin de conserver une nomenclature rappelant autant que possible la nomenclature

En dehors elle est soudée au tissu cellulo-graisseux environnant. En dedans elle donne insertion à des septa qui cloisonnent incomplètement le ganglion. De plus au niveau du hile elle se prolonge dans l'organe en une sorte de coin fibro-vasculaire, à sommet périphérique, à base centrale.

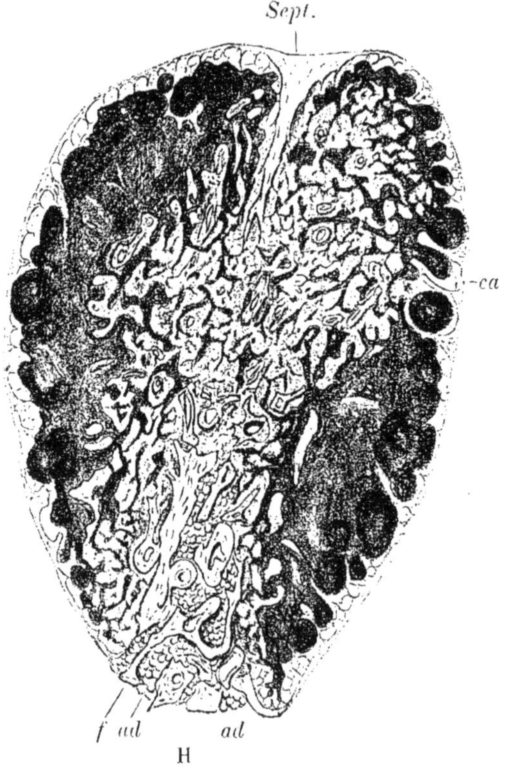

Fig. 1. — Coupe sagittale d'un ganglion cervical du lapin : *Ca, Capsule.* — Au-dessous de la capsule s'étendent les sinus périfolliculaires du système caverneux qui la séparent des masses folliculaires et des follicules. Masses folliculaires et follicules constituent la portion *corticale du système folliculaire.* De leur face profonde partent les cordons folliculaires qui s'étendent dans la zone médullaire ; *Sept,* grand septum capsulaire s'avançant vers le hile situé en un point opposé ; H, hile, on en voit partir le coin fibro-vasculaire dont les travées sont creusées par le trajet de volumineux vaisseaux sanguins. Entre les travées fibro-musculaires s'insinue le tissu adipeux *ad.* — Quant aux travées elles marchent vers *Sept* et la face profonde des masses folliculaires à travers la zone médullaire où elles apparaissent par tronçons isolés. Ces tronçons sont séparés des cordons folliculaires par des sinus lymphatiques cloisonnés. (Portion médullaire du système caverneux général.)

Capsule, septa capsulaires, coin hilien fibro-vasculaire représentent le système capsulaire.

classique, nous appellerons zone corticale cette portion du ganglion où figurent et les masses folliculaires et les follicules, zone médullaire celle où s'étendent les cordons folliculaires.

SYSTÈME CAVERNEUX

Masses folliculaires, follicules et cordons folliculaires sont plongés dans un complexus aréolaire à larges mailles, que limitent d'autre part la capsule, les septa et le coin hilien fibro-vasculaire.

Ce complexus aréolaire est le *système caverneux* dont la coloration générale violacée et la structure lâche font opposition : 1° avec la teinte bleue sombre et la densité du système folliculaire; 2° avec les tons roses et la fermeté des diverses parties du système capsulaire.

*
**

Entre les trois systèmes anatomiques du ganglion la précellence appartient au *système folliculaire*. En effet à la disposition de ses parties constituantes est subordonné l'agencement des systèmes caverneux et folliculaire.

B. — Conformation et rapports des systèmes folliculaire, capsulaire et caverneux.

SYSTÈME FOLLICULAIRE

Zone corticale. — Dans la zone corticale figurent les *follicules* et les masses *folliculaires* (fig. 1).

Les follicules sont des nodules arrondis, les uns homogènes, les autres centralement décolorés. Les premiers sont les follicules à cellules uniformes (Bezançon et Labbé). Les seconds sont les follicules à centre clair (Keimcentrum de Flemming).

Il n'existe aucune différence fondamentale entre les masses folliculaires et les nodules que nous venons d'étudier.

En effet elles sont constituées par des follicules plongés dans une gangue intermédiaire ou nappe réticulée (Bezançon et Labbé). Ces nodules sont pour ainsi dire des portions condensées de la masse folliculaire de conformation identique à celle des follicules isolés [1].

Ils sont disposés à la périphérie de la masse folliculaire, soit sur un rang, soit sur deux rangs et leur présence contribue à relever en bosse la surface de la gangue commune.

Çà et là une bosselure fait une saillie plus marquée et se rattache à la masse sous jacente par un pédicule étroit. C'est une formation intermédiaire au follicule isolé et à celui qui est encastré dans la nappe réticulée.

D'autre part nous pouvons schématiquement reconnaître quatre faces aux masses folliculaires et aux follicules isolés, à savoir : une face externe ou capsulaire, deux faces latérales, une face profonde (fig. 1).

---

1. La masse folliculaire est parcourue de fissures étroites communiquant avec le sinus périfolliculaire (Bezançon et Labbé).

La face externe regarde la capsule, les faces latérales confinent aux faces correspondantes de masses folliculaires ou de follicules voisins, la face profonde sert d'attache aux cordons folliculaires. Entre la capsule et la face externe des masses folliculaires est une fente qui se continue entre leurs faces latérales. C'est le sinus péri-folliculaire.

Zone centrale (médullaire). — Dans la zone centrale ou médullaire se dessinent les contours des cordons folliculaires (fig. 1).

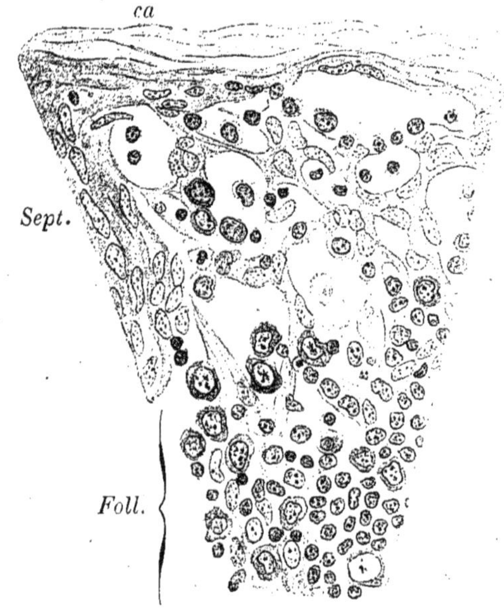

Fig. 2. — Segment de ganglion mésentérique de lapin adulte. On y reconnaît la capsule *ca*. Une portion de septum capsulaire *Sept*, issu de la capsule. La périphérie d'un follicule. Au-dessous de *ca* est un espace cloisonné, sinus péri-folliculaire limité à gauche par le septum capsulaire, en bas par le bord externe d'un follicule. *Foll*, follicule.

Coupés en long ils ont l'aspect de boyaux allongés, coupés en travers ils ont une configuration arrondie ou polygonale.

Leurs dimensions sont des plus variables ainsi que leurs rapports apparents, car ils sont tantôt isolés, tantôt anastomosés. Quels que soient ces changements d'aspect ils ont la coloration, la densité de la substance qui forme les masses folliculaires et les follicules dont ils émanent. Mais, sauf exception, on n'y rencontre aucune formation comparable aux follicules à centre clair.

SYSTÈME CAPSULAIRE

Le système capsulaire est formé par la capsule proprement dite et ses dépendances les septa et le coin fibro-vasculaire.

Les septa sont les cloisons de la face profonde de la capsule qui se dirigent vers le hile en passant entre les faces latérales des follicules et des masses folliculaires. Chemin faisant ils cloisonnent les sinus péri-folliculaires, c'est-à-dire les espaces qui courent le long des masses folliculaires et des follicules. En un mot les septa contribuent à former les parois latérales des sinus péri-folliculaires de même que la capsule en constitue la paroi externe.

Le coin fibro-vasculaire est une formation composite où sont entremêlés des gaines fibreuses, des vaisseaux et du tissu cellulo-adipeux (fig. 1).

En effet la capsule s'infléchit au hile en fournissant des gaines fibro-élastiques aux gros vaisseaux sanguins et lymphatiques. Dans l'espace compris entre les vaisseaux et les gaines perivasculaires s'insinue le tissu adipeux. Ainsi est constitué le coin fibro-vasculaire qui s'enfonce dans la glande lymphatique, en marchant à la rencontre des septa issus de la capsule. Mais ceux-ci sont arrêtés au delà de la zone corticale par les cordons folliculaires. De son côté le coin fibro-vasculaire vient butter contre les travées en question.

Le réseau folliculaire forme donc une barrière compliquée, jetée dans la zone médullaire entre les septa et le coin fibro-vasculaire.

En réalité, au niveau de leur extrémité centrale, ces dépendances de la capsule se résolvent en colonnes fibreuses qui se divisent et marchent les unes vers les autres entre les cordons folliculaires.

A la coupe nous les retrouverons morcelées, tronquées, sectionnées dans tous les sens, formant de petits îlots de couleur rose placés dans les mailles de la zone médullaire.

Entre ces travées fibreuses et les cordons folliculaires sont situées des cavités lymphatiques qui font partie du système caverneux.

SYSTÈME CAVERNEUX

Les auteurs classiques réservent le nom de système caverneux au tissu aréolaire central, où sont plongés les cordons folliculaires. D'autre part ils dénomment sinus péri-folliculaire (fig. 2) la fente cloisonnée qui s'étend dans la zone corticale autour des masses folliculaires et des follicules. Mais les cavités des sinus péri-folliculaires et celles du système caverneux des auteurs classiques communiquent largement entre elles. Ce sont là en un mot des parties d'un même tout, le système caverneux général du ganglion.

Nous conserverons néanmoins le terme de sinus péri-folliculaire qui est très compréhensif. Nous appellerons l'ensemble des sinus péri-folliculaires la portion corticale du système caverneux. Quant au système caverneux des auteurs classiques ce sera pour nous la portion centrale ou médullaire du système caverneux général.

Dans ses portions corticale et médullaire, ce complexus est formé de larges mailles remplies de lymphe que circonscrivent de minces trabécules constituées par des fibres et des cellules.

Au niveau des sinus péri-folliculaires (zone corticale), ces trabécules partent de la face interne de la cloison et des septa, pour venir s'insérer sur les faces externes et latérales des masses folliculaires et des follicules isolés.

Au niveau de la portion centrale ou médullaire du système caverneux, elles irradient des colonnes fibreuses, placées entre les cordons folliculaires vers les côtés de ces cordons qui leur servent de points d'attache.

Le système folliculaire est donc immergé dans un appareil caverneux lymphatique, où nous allons suivre la marche de la lymphe en étudiant la circulation du ganglion.

C. — Circulation du ganglion.

CIRCULATION LYMPHATIQUE

La circulation lymphatique du ganglion a été étudiée avec précision par la méthode des injections (Ranvier-Renaut).

Quand on pousse une solution colorée dans les voies lymphatiques suivant le trajet de la lymphe, la substance injectée arrive au ganglion par des vaisseaux lymphatiques périphériques (vaisseaux afférents), elle traverse la capsule, elle inonde les sinus péri-folliculaires, contourne les masses folliculaires et les follicules de la zone corticale. Des sinus péri-folliculaires, elle passe dans les sinus profonds (zone médullaire du système caverneux), puis, après avoir circulé autour des cordons folliculaires, elle aborde le coin fibro-vasculaire. A ce niveau les trajets suivis par la matière colorée sont réguliers, car elle s'est engagée dans les vaisseaux lymphatiques efférents qui se dirigent au hile pour sortir du ganglion.

CIRCULATION SANGUINE

La capsule est traversée dans toute son étendue par des artères et des veines qui pénètrent dans la glande lymphatique en suivant les septa capsulaires. (Frey-His-Calvert.)

Mais les vaisseaux sanguins de beaucoup les plus importants sont ceux qui prennent la voie du hile.

Ils y pénètrent en compagnie des vaisseaux lymphatiques efférents. Ils s'épanouissent en éventail de la base du coin fibro-vasculaire à la face interne des masses folliculaires et des follicules.

Zone médullaire. — Ils traversent donc la zone médullaire ou centrale.

Dans leur trajet à travers la zone médullaire ils sont placés entre les cordons folliculaires et forment l'axe de ces colonnes fibreuses qui irradient du coin fibro-vasculaire et marchent à la rencontre des septa capsulaires.

Les piliers fibro-vasculaires en question représentent donc la projection des vaisseaux sanguins du hile, doublés de leur gaine fibreuse.

Séparés des cordons folliculaires par le système caverneux lymphatique, ils sont le point de départ des trabécules qui cloisonnent celui-ci.

Mais çà et là la gaine fibreuse péri-vasculaire s'amincit, elle disparaît même, et des vaisseaux sanguins réduits à leur paroi propre sont immergés dans les sinus lymphatiques du système caverneux.

Que ces vaisseaux soient des artères, des veines, ou des capillaires, ils continueront à rester les axes d'insertion des cloisons du système caverneux lymphatique. (Frey et His-Ranvier-Renaut.)

A leur passage à travers la zone médullaire les vaisseaux sanguins fournissent des artérioles, des veinules et des capillaires ou système caverneux profond. (Renaut.)

Ils donnent des artères et des veines de fort calibre aux cordons folliculaires dont le tissu est parcouru par un lacis de capillaires sanguins à mailles très allongées. (Retterer.)

Zone corticale. — Arrivés à la base des masses folliculaires et des follicules isolés, les vaisseaux sanguins se divisent pour pénétrer dans la zone corticale du système folliculaire. Au niveau de la nappe réticulée, artérioles et veinules se jettent dans un réseau de capillaires sanguins, répandu régulièrement dans toute l'étendue de ce territoire. (Renaut.)

Les points de distribution terminaux des vaisseaux sanguins sont les follicules, aussi bien ceux qui sont isolés que ceux des masses folliculaires. Les artères les enlacent dans une sorte de corbeille vasculaire, de laquelle partent des artérioles grêles s'étendant profondément dans l'épaisseur du nodule. Ces artérioles disposées en rayons de roue vont en s'amincissant de leur périphérie à leur centre et s'épuisent en formant des capillaires branchés perpendiculairement à la direction du vaisseau principal. (Renaut.)

Tantôt ces vaisseaux arrivent jusqu'au centre du follicule, tantôt ils ne l'atteignent pas.

Aux capillaires font suite des veinules disposées en un système radié à la façon des artérioles.

La distribution des veines étant calquée sur celle des artères, les veinules émanées du follicule aboutissent à un polygone veineux intriqué au polygone artériel péri-folliculaire, puis les veines remontent vers le hile parallèlement aux artères.

Anostomoses des vaisseaux sanguins. — Nous avons décrit la distribution des vaisseaux sanguins qui prennent la voie du hile. Mais il est des artères et des veines qui suivent les septa capsulaires. Ils fournissent aux follicules et aux masses folliculaires des capillaires sanguins qui y serpentent et fusionnent avec ceux qui dépendent des vaisseaux hiliens. Dans la zone médullaire, les artérioles et les veinules apportées par les septa capsulaires s'anastomosent avec les artérioles et les veines qui suivent la voie du hile. (Frey, His-Calvert.)

ÉTUDE HISTOLOGIQUE

I. — ÉTUDE ANALYTIQUE

A. — Appareil de soutènement.

Système capsulaire. — La capsule est constituée par les éléments suivants :
1° Des faisceaux de tissu conjonctif fibreux entre-croisés ; 2° des cellules fixes comprimées entre les faisceaux conjonctifs. Leur noyau est pâle et large ou foncé et contracté, arrondi ovalaire ou lobé. Leur protoplasma

est en général atrophié; 3° des fibres élastiques disposées en réseau; 4° des fibres musculaires lisses, espacées (chez certains animaux du moins tels que le cheval, la souris, le bœuf).

Les fibres conjonctives et élastiques de la capsule s'anastomosent en dehors avec les fibres conjonctives et élastiques du tissu cellulo-adipeux environnant. En dedans ces éléments se continuent de même que les fibres musculaires lisses dans l'épaisseur des septa, dans les gaines périvasculaires du coin fibro-vasculaire, dans les travées fibro-vasculaires irradiant dans la zone médullaire. Enfin les fibres conjonctives, élastiques et musculaires lisses de la capsule et de ses dépendances se prolongent dans les cloisons qui circonscrivent les mailles du système caverneux.

SYSTÈME CAVERNEUX

Au niveau de la zone corticale *les fibres* conjonctives et élastiques qui constituent les trabécules du système caverneux font suite à celles de la capsule et des septa.

Au niveau de la zone sous-corticale (médullaire) ces fibres procèdent des piliers fibro-vasculaires compris entre les cordons folliculaires.

Mais ces piliers interfolliculaires sont simplement représentés, en certains points, par une artériole ou une veinule.

Alors ce sont les fibres conjonctives et élastiques de ces parois vasculaires qui irradient directement dans l'épaisseur des cloisons du système caverneux.

Telle est l'origine des fibres conjonctives et élastiques contribuant à former les travées du système caverneux, mais où en est la fin? Elles viennent s'insérer sur la bordure du squelette fibro-élastique des masses folliculaires, des follicules et des cordons folliculaires.

D'après certains auteurs il y aurait continuité de substance entre les fibres conjonctives et élastiques des deux systèmes. (Ranvier.)

Avec Ranvier-Renaut, nous devons reconnaître que les cellules des travées sont disposées en façon d'endothélium. Ces auteurs ont du reste décelé au niveau du système caverneux des lignes d'imprégnation par le nitrate d'argent. Celles-ci sont comparables à celles que le sel d'argent détermine au niveau des endothéliums de recouvrement, de l'endothélium péritonéal par exemple. Mais ce vernis endothélial tapisse aussi les parois qui limitent le système caverneux.

Dans la zone corticale il recouvre d'une part la face interne de la capsule et les septa, et d'autre part la surface des masses folliculaires et des follicules.

Dans la zone médullaire il se prolonge d'un côté sur les piliers fibro-vasculaires, de l'autre sur les flancs des cordons folliculaires.

Nous dirons donc avec Renaut que le système caverneux est une sorte de sac lymphatique cloisonné et interposé aux systèmes folliculaire et capsulaire.

Mais ce n'est pas un sac lymphatique hermétiquement clos. Au niveau du système capsulaire le revêtement endothélial se continue en celui des vaisseaux lymphatiques afférents et efférents (Recklinghausen).

Au niveau du système folliculaire il s'infléchit sur le pourtour de sortes d'ostioles par lesquelles la substance folliculaire dégorge son contenu dans les sinus caverneux [1]. En ces points les cellules endothéliales de recouvrement s'anastomosent avec les cellules des trajets lymphatiques intra-folliculaires.

Enfin les voies d'imprégnation fournies par le nitrate d'argent sont discontinues au niveau des parois du système caverneux et sur les trabécules qui le cloisonnent. Le dallage endothélial est partout disjoint, et principalement au niveau des trabécules du système caverneux.

Nous verrons ultérieurement l'importance de cette constatation.

SYSTÈME FOLLICULAIRE

L'appareil de soutènement du système folliculaire est un assemblage de travées grêles circonscrivant des mailles lymphatiques étroites et parcouru par des vaisseaux sanguins.

Ces vaisseaux sont des artérioles, des veinules et des capillaires formant soit des fentes allongées en rayons de roue, soit des trous arrondis et béants. Certains capillaires ont un aspect particulier dû à l'épaisseur de leur endothélium qui se compose de cellules volumineuses à grand noyau pâle renfermant un ou deux grains de chromatine centraux.

Par leur face externe, artérioles, veinules et capillaires donnent insertion aux cloisons du tissu réticulé (Ranvier), cloisons limitant les lacunes où sont logées les cellules libres. Ces aréoles sont orientées de différentes façons. Au niveau des follicules elles sont disposées concentriquement par rapport à l'axe médian du nodule. Dans la nappe réticulée et les cordons folliculaires l'ordination en est quelconque sauf en bordure où elles se placent en séries parallèles à la surface de la masse folliculaire ou du cordon folliculaire.

Structure des travées. — D'après certains auteurs les travées du réticulum sont constituées par des cellules conjonctives étoilées et anastomosées — elles représenteraient une formation cellulaire pure. D'autres auteurs y décrivent deux réseaux distincts — l'un fibrillaire, l'autre cellulaire.

Au point de vue descriptif les travées du réticulum sont décomposables en deux parties : l'une centrale, l'autre périphérique; centralement, ces travées sont constituées par des fibrilles élastiques et conjonctives, à leur périphérie elles sont doublées par des cellules aplaties dont on ne voit guère que les noyaux saillants vers la cavité de l'alvéole lymphatique. Les fibrilles élastiques et conjonctives émanent directement des parois des vaisseaux et se prolongent suivant toute l'étendue du réticulum folliculaire en passant sans interruption d'une travée à la suivante. Dans ce trajet les

---

1. Quand on pousse avec force une injection dans les voies lymphatiques du ganglion, la matière à injection peut passer du système caverneux dans le système folliculaire. (Ranvier.)

fibrilles élastiques sont anastomosées en un fin réseau: les fibrilles conjonctives restent parallèles, de sorte qu'on ne saurait leur reconnaître ni origine ni terminaison [1].

Comment les cellules du réticulum sont-elles disposées ? Est-ce en façon d'endothélium? Aucun histologiste (Renaut. Congrès de Paris, 1900) n'a pu déceler dans la substance folliculaire des lignes d'imprégnation intercellulaires par le nitrate d'argent.

A ce point de vue la disposition des cellules péritrabéculaires diffère de celle que présentent les revêtements endothéliaux ordinaires (vaisseaux, péritoine [2]).

La gaine cellulaire est comparable à un plasmodium, c'est-à-dire à une couche protoplasmique commune parsemée de noyaux, qui serait moulée sur les travées fibrillaires [3].

Mais ce plasmodium n'est pas seulement accolé à la chaîne fibro-élastique, il lui est uni par continuité de substance, car il fusionne avec une sorte de gangue homogène enrobant les fibrilles conjonctives et élastiques des cloisons du réticulum.

Les travées fibro-cellulaires que nous venons de décrire ne représentent pas à elles seules la totalité de la charpente du système folliculaire. Elles forment pour ainsi dire l'armature du treillis conjonctif; elles en constituent les arêtes de renforcement. Dans l'intervalle qu'elles délimitent la cloison est complétée par un lacis délicat de fibrilles conjonctives et élastiques entremêlées sans ordre et doublées de cellules aplaties. Ainsi à côté des cellules moulées sur les arêtes saillantes des travées principales il en est d'autres qui sont tendues sur les bords de ces arêtes à la façon d'une toile sur un cadre.

Dans les *centres clairs* des follicules, le réticulum se singularise souvent par la prédominance de l'élément cellulaire sur l'élément fibrillaire et la rareté des vaisseaux sanguins [4].

La quantité des fibrilles conjonctives et élastiques y est considérablement réduite.

1. A leur insertion sur les parois vasculaires, sur l'adventice des capillaires par exemple, les fibres conjonctives s'incurvent en formant des anses qui se soudent à l'adventice du vaisseau sanguin par leur convexité. A ce niveau il est des fibrilles qui passent d'une branche à l'autre de l'anse conjonctive au lieu de fusionner avec le périthélium.

2. En réalité nous savons depuis les recherches de Ranvier que les lignes d'imprégnation obtenues par le nitrate d'argent à la surface des séreuses appartiennent à un dallage cuticulaire superficiel, sous lequel les cellules de l'endothélium de recouvrement fusionnent en un plasmodium.

3. Néanmoins, pour la commodité de la description, on peut schématiquement diviser ce plasmodium en unités morphologiques, c'est-à-dire en cellules. On appellera donc cellule de recouvrement cette portion du plasmodium qui est constituée par un noyau et la portion du protoplasma adjacente.

4. Retterer a particulièrement insisté sur la structure de la zone centrale du follicule. « Le nodule, loin d'être une unité anatomique, ne représente qu'une portion de tissu conjonctif à l'état de tissu conjonctif primordial au centre et de tissu conjonctif réticulé à mailles pleines ou vides à la périphérie. Ce nodule possède un système sanguin en rapport avec le stade évolutif de ses tissus.

Au centre du nodule, il n'existe que de rares capillaires tant qu'il est à l'état de

Elles sont clairsemées dans une gangue protoplasmique grenue semée de noyaux pâles arrondis ou ovalaires, à contour net, à chromatine imperceptible ou réduite à un minuscule grain central. Çà et là ce plasmodium conjonctif est troué pour donner passage à un capillaire sanguin ou pour loger des cellules lymphatiques.

Enfin en dehors des *centres clairs*, au niveau des follicules, de la nappe réticulée, des cordons folliculaires eux-mêmes, il est des régions où la conformation du réticulum se rapproche de celle que nous venons de décrire en raison de la prépondérance des cellules conjonctives sur le tissu fibrillaire. A voir en ces points des cloisons presque exclusivement formées par des cellules conjonctives anastomosées au niveau de leurs extrémités, adossées au niveau de leur corps, on serait tenté de dire avec certains auteurs que le réticulum est une formation cellulaire pure [1].

HISTOGÉNÈSE DU RÉTICULUM [2]

Cet article ne comporte pas l'étude de l'histogénèse du ganglion. J'en dirai cependant quelques mots, car elle jette une certaine clarté sur le sujet un peu obscur que nous venons d'exposer.

L'ébauche du ganglion est représentée chez le fœtus de' Mammifères

tissu conjonctif primordial, tandis qu'à la périphérie se trouvent des bronches vasculaires à sang rouge et à sang noir, parce que le tissu conjonctif s'y trouve à une phase de développement plus avancé ». (Retterer, *Journal de l'An. et de la Physiol.*, n° 5, 1901.) D'après Retterer, le tissu lymphoïde est primordialement un tissu cellulaire plein dans lequel se différencient secondairement le reticulum fibrillaire.

1. C'est une opinion que j'ai partagée au début de mes recherches sur la structure de la rate. Je me suis aperçu depuis que cette question devait être envisagée avec éclectisme.

2. L'étude du réticulum de la substance folliculaire a été faite par les procédés les plus différents.

Coupes et coloration. — Pinceautage (His, Ranvier, Malassez); dissociation au diapason (Renaut); macération dans la soude (Hœhl); digestion par la trypsine (Hoyer); macération dans la potasse (Mall).

Les auteurs qui admettent que le réticulum est constitué à son état de développement complet par des travées fibrillaires sur lesquelles s'appliqueraient des cellules conjonctives sont : Henle, His, Bizzozero, Ranvier, Ellenberger, Hoyer, Hœhl, Recklinghausen, Sisto et Morandi.

Les auteurs qui voient dans le réticulum surtout une formation cellulaire sont : Leydig, Toldt, Frey, Krause, Orth, Demoor, Chiewitz, Kölliker, Schenck, Saxer.

Mais ces deux théories comportent des variantes.

a. Le réticulum est formé de fibrilles et de cellules. Les cellules sont des cellules conjonctives, mais quelle est la nature des fibrilles?

1° Elles sont de nature conjonctive. (His, Recklinghausen, Ranvier, Bizzozero, Hœhl.)

2° Ce sont aussi des fibrilles élastiques. (Melnikow-Raswedenkow, Sisto et Morandi, Hœhl, Retterer.)

3° Les fibrilles ne sont ni conjonctives ni élastiques. Elles ne donnent pas de la gélatine par action. Elles résistent plus longtemps à l'action de la potasse et de la trypsine que les fibrilles de tissu collogène. (Mall.)

b. Le réticulum est essentiellement une formation cellulaire.

1° C'est une formation cellulaire pure, simple (Krause) ou complexe. Il existe un premier réseau constitué par des cellules anastomosées sur lequel s'applique un endothélium. (Demoor.)

2° Des fibrilles existent dans le réticulum mais elles sont un prolongement des cellules. (Kœlliker, Orth.)

par un assemblage de cellules conjonctives jeunes à corps arrondi ou ovalaire hérissé de filaments protoplasmiques.

Les filaments protoplasmiques des éléments voisins sont unis entre eux par continuité de substance.

Ainsi est constitué un plasmodium dont les unités morphologiques sont des cellules conjonctives embryonnaires.

Celles-ci se disposent régulièrement sur un ou plusieurs rangs pour former la paroi des vaisseaux sanguins primordiaux.

Elles limitent d'autre part des mailles irrégulières qui sont les lacunes lymphatiques primitives.

Mais peu à peu se différencie avec les progrès du développement un réseau fibrillaire conjoint au réseau cellulaire.

Il est formé de fibrilles conjonctives et élastiques qui se développent dans l'épaisseur du plasmodium central.

Il existe un véritable balancement entre l'accroissement du réseau fibrillaire et la réduction de volume des cellules conjonctives.

Mais en certaines places persiste la prédominance de l'élément cellulaire sur le tissu fibrillaire. De tels points sont ceux où la structure de l'appareil de soutènement se perpétue à un état voisin de l'état fœtal.

Ils correspondent en général aux Keimcentrums de Flemming ou centres clairs.

Ils représentent des centres histogéniques du tissu conjonctif et parfois aussi des foyers de développement des cellules libres que nous allons étudier.

B. — Les éléments libres.

Nous appellerons éléments libres du ganglion ceux qui sont placés dans les mailles du tissu folliculaire et du tissu caverneux. Parmi les éléments libres du ganglion, il en est dont l'origine est évidente. Ce sont des plaquettes et des mononucléaires de toute taille, dépourvus de granulations, véritables autochtones du territoire lymphatique. Mais à côté de ces organites et de ces cellules, il est d'autres organites et d'autres cellules dont l'origine est douteuse.

ÉLÉMENTS LIBRES D'ORIGINE DOUTEUSE

Ce sont les hématies et des polynucléaires granuleux.

Suivant une théorie célèbre, dont M. Ehrlich est un des promoteurs, ces derniers éléments seraient importés par voie sanguine dans le ganglion. En effet, la moelle osseuse serait leur foyer d'origine, le territoire ganglionnaire ne représenterait pour eux qu'un lieu d'arrêt.

Nous ne trancherons pas cette question pour le moment. Nous nous contenterons de remarquer que les hématies et les polynucléaires éosinophiles, épars dans les lacunes et les sinus lymphatiques du ganglion, sont relativement nombreux eu égard au nombre des polynucléaires ordinaires

et des mastzellen. (Bezançon et Labbé.) D'autre part, hématies et polynucléaires éosinophiles sont en minorité vis-à-vis des éléments considérés
comme autochtones et que nous allons étudier.

ÉLÉMENTS AUTOCHTONES

Les éléments autochtones sont des plaquettes ou globulins de Donné
(hématoblastes de Hayen) et des leucocytes mononucléaires dépourvus de
granulations spécifiques [1].

Occupons-nous des cellules en premier lieu et nous les diviserons en
deux groupes morphologiquement distincts.

Les unes sont remarquables par l'affinité de leur protoplasma pour les
colorants acides, l'éosine en particulier; par la délicatesse de structure de
leur noyau clair, par leur aptitude à englober et à digérer des cellules ou
des dérivés cellulaires. *Ce sont des macrophages.*

Ces mononucléaires sont des éléments spécifiés en ce sens que nous
pouvons les classer dans une famille cellulaire déterminée.

Ils appartiennent au groupe des *cellules conjonctives.*

Mais à côté de ces macrophages sont situés d'autres mononucléaires à
corps plus ou moins intensément teinté de bleu violet ou de gris bleu par
les colorants basiques, à noyau plus fortement charpenté et moins clair
que celui des macrophages. Ce sont des cellules inaptes à englober et à
digérer des cellules ou des dérivés cellulaires.

Ces mononucléaires ne sont pas des éléments spécifiquement différen-
ciés, en ce sens que nous ne pouvons pas déterminer exactement le rang
qui leur est assigné dans la classification cellulaire.

En effet ce sont des cellules jeunes qui, à l'état normal, n'acquièrent pas
dans le ganglion un développement assez avancé pour permettre de les
classer d'une façon définitive.

Nous décrirons en premier lieu les mononucléaires du ganglion.

MONONUCLÉAIRES DE LA PREMIÈRE VARIÉTÉ, OU CELLULES CONJONCTIVES LIBRES, OU MACROPHAGES

Au point de vue *morphologique* le macrophage du tissu lymphoïde se
caractérise, avons-nous dit, par la teinte rose de son protoplasma (après coloration par éosine-orange, toluidine) et la finesse de sa charpente nucléaire.

Cette teinte rose n'est pas due à la présence de *granulations* α, les granulations des leucocytes éosinophiles proprement dits, avec lesquels il n'y a
pas lieu de les confondre.

Ce n'est pas non plus la teinte du protoplasma hémoglobinifère, qui est
coloré en orange ou en orangé rouge.

Leur noyau est faiblement charpenté. Néanmoins la structure en est souvent très nettement définie.

---

1. Etant donné l'état actuel de nos connaissances en hématologie, nous appellerons
granulations spécifiques les granulations α, β et ε, γ d'Ehrlich.

Ce noyau est centré par un ou deux grains de chromatine astériforme desquels partent de fines travées incolores disposées en rayons de roue et allant se fixer à une membrane périnucléaire extrèmement mince, mais dessinée par un trait dur uni ou tremblé.

Tout en conservant des traits communs, les macrophages révèlent des aspects variables.

LES VARIÉTÉS

Les macrophages diffèrent les uns des autres, quant à la taille, quant aux réactions tinctoriales et à la structure du protoplasma, quant à la configuration du noyau, quant à leur activité fonctionnelle.

Il existe toutes les formes de passage entre certains macrophages, dont les dimensions n'excèdent pas celle d'une hématie et des macrophages ayant une taille géante.

La *coloration* rose est la teinte la plus fréquemment marquée dans le corps de ces éléments. Mais elle varie des tons pâles aux tons les plus violents. De plus une certaine quantité de bleu s'y allie parfois au rouge, de telle sorte que le protoplasma de certains macrophages est plus ou moins violacé.

Avec les variations de teinte coexistent des changements de *structure*.

Ils sont liés à l'apparition ou à la disparition d'un spongioplasma réticulé. Tantôt le protoplasma de ces éléments semble formé d'une masse opaque et homogène, tantôt il paraît agencé en une sorte de treillis délicat creusé de vacuoles, tantôt il est à la fois transparent et légèrement grenu.

La *configuration* du noyau diffère d'un élément à l'autre. En effet, il peut être arrondi ou incurvé, enroulé ou découpé.

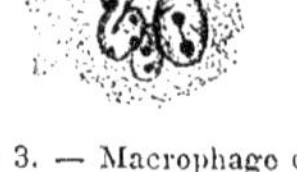

Fig. 3. — Macrophage de grande taille à noyau bourgeonnnant.

L'enroulement, la découpure de certains macrophages, sont parfois tels que ces caractères rapprochés des grandes dimensions de quelques-uns d'entre eux, permettent de les comparer aux mégacaryocytes ou cellules à noyau bourgeonnant de la moelle osseuse. A l'état normal l'*activité fonctionnelle* des macrophages est bien peu marquée. Çà et là néanmoins, un de ces éléments peut inclure soit isolément, soit simultanément des hématies et des polynucléaires encore intacts.

Les fragments d'hématie s'y transforment en corps irréguliers, jaunâtres, d'aspect cristallin.

Les polynucléaires y subissent la plasmolyse et la karyolyse métachromatique. Le corps et les granulations fondent, tandis que le noyau se fragmente en boules et en grains opaques, se colorant en bleu, puis en en bleu verdâtre, puis en vert (éos.-or., tol.).

Dans certains cas, ces débris s'accumulent dans le corps des macrophages au point d'en voiler complètement les affinités tinctoriales.

Mais ces cellules n'en restent pas moins reconnaissables grâce à la présence du noyau clair à grain de chromatine central et à leur bordure nette.

Multiplication des macrophages. — Les macrophages se reproduisent par division indirecte et celle-ci se traduit tantôt par des figures mitotiques symétriques, tantôt par des figures mitotiques asymétriques.

Origine des macrophages. — Les macrophages dérivent en partie au moins des cellules conjonctives du ganglion.

Système folliculaire. — Dans le système folliculaire, il est des macrophages de toute taille, à corps arrondi ou irrégulièrement conformé qui sont étroitement encadrés par les travées du tissu réticulé.

En se basant exclusivement sur les caractères morphologiques on ne peut les distinguer des cellules du réticulum, car les deux variétés d'éléments possèdent le même protoplasma rose pâle ou rose foncé, le même noyau clair.

La seule différence consiste dans la limitation nette du corps des macrophages.

Mais il est des points où la démarcation ne saurait être établie entre les macrophages et les cellules conjonctives. Là, en effet, des cellules à corps rose et à noyau pâle sont en partie libres et en partie confondues avec un plasmodium, soudé à la chaîne conjonctive de la substance réticulée. En un mot, les macrophages et les cellules conjonctives du système folliculaire sont des éléments de même souche possédant la même structure intime et ne différant que par leurs rapports.

Quand ils sont fixés, nous les appelons des cellules conjonctives; quand ils sont libres, nous les dénommons des macrophages [1]. Ces derniers sont à vrai dire des cellules conjonctives mobilisées et, réciproquement, on pourrait considérer les cellules conjonctives comme des macrophages fixes.

En effet ces cellules sont douées de la propriété giganto-phagocytaire, comme le démontre la présence des Tingible Körpers de Flemming dans leur protoplasma. Qu'est-ce que les Tingible Körpers? Ce sont des corpuscules nettement arrondis ou irréguliers, de dimensions inférieures à celles du noyau d'un lymphocyte, uniformément teintés de bleu violet foncé, ou mi-partie opaques et mi-partie clairs.

Les petits corps sont disposés en groupes, arrondis ou en chapelet, parfois assortis deux à deux. Ce sont incontestablement des débris de noyaux leucocytaires comme l'ont supposé Bezançon et Labbé. Or ces fragments nucléaires sont disposés en général autour de noyaux clairs, noyaux du plasmodium conjonctif du réticulum. Ainsi les cellules conjonctives sont-elles des « macrophages » fixés de même que les macrophages sont des cellules conjonctives libres.

Macrophage du système caverneux. — Les macrophages du système caverneux sont des éléments identiques à ceux que nous venons de décrire, à quelques différences près.

---

1. Les cellules libres du ganglion qui dérivent des cellules fixes du ganglion, d'après Rabl et Baumgarten, Ribbert et Hansenmann, sont pour nous des macrophages.

La taille en est en moyenne plus élevée, leur protoplasma est souvent vacuolaire; les noyaux incurvés, lobés, contournés n'y sont pas rares, l'activité giganto-phagocytaire en est souvent très marquée. Aussi des enclaves variées sont-elles accumulées dans certains macrophages (Tingible Körpers, déchets protoplasmiques teintés de rose, fragments orangés d'hématie, débris cristallins ocreux, grains bleuâtres ou verdâtres infiltrant le corps des phagocytes).

Mais à côté des macrophages qui flottent dans les sinus lymphatiques, il en est qui s'accolent à leurs parois en revêtant des aspects variables. Les uns projettent des expansions irrégulières et semblent prêts à choir dans la cavité avoisinante.

Les autres ont la forme de limaces à dos bombé, à ventre adhérent à la travée fibro-élastique, à extrémités mousses. Certains enfin s'aplatissent et ressemblent à des cellules endothéliales tuméfiées (cellules fixées de Renaut).

En un mot nous trouvons ici, encore plus nettement que dans le système folliculaire, toutes les formes de passage entre les cellules conjonctives propres des travées conjonctives et les macrophages (cellules vacuolaires de Lacroix et Renaut) [1].

ÉLÉMENTS LIBRES DE LA DEUXIÈME VARIÉTÉ

Mononucléaires spécifiquement indifférenciés et plaquettes.

Les éléments libres que nous allons décrire peuvent être classés d'après certains caractères d'ordre purement descriptif (grandeur, configuration du noyau, affinités tinctoriales du protoplasma).

Mais nous verrons ultérieurement que nous n'aurons pas divisé ces éléments en séries naturelles pour les avoir groupés d'après leurs caractères morphologiques les plus saillants.

Nous les classerons comme il suit : 1° Petits mononucléaires ou lymphocytes; 2° Mononucléaires ordinaires; 3° Cellules à protoplasma bourgeonnant (éléments auxquels se rattachent les plaquettes); 4° Cellules germinatives de Flemming; 5° Mononucléaires à noyau bourgeonnant; 6° Plasmazellen.

Petits mononucléaires ou lymphocites [2]. — Dans la nomenclature actuelle on appelle communément lymphocytes les plus petits des mononucléaires du sang, de la lymphe et des organes hématopoiétiques, ceux dont les dimensions sont égales ou inférieures à celles d'une hématie.

---

1. Les ganglions mésentériques renferment de la graisse à l'état libre. (Ranvier-Renaut.) Les macrophages peuvent en renfermer en notable quantité. (Poulain.)

2. Quelques auteurs appellent indifféremment les petits mononucléaires lymphocytes ou globulins. Il est préférable de réserver le nom de globulins à la désignation des plaquettes, que Donné appelait jadis les globulins. Globulins de Donné ou plaquettes ou hématoblastes de Hayem ne sont pas des cellules, mais des dérivés cellulaires, des organites en un mot, comme nous le dirons plus tard.

Ces éléments ne se distinguent pas seulement par leur petite taille, mais encore par les dimensions relativement considérables de leur noyau arrondi, cerclé d'une bordure protoplasmique extrêmement mince, imperceptible parfois. Dans ce noyau un ou deux grains de chromatine centraux sont reliés par de fins tractus chromatiniens à des grains de chromatine péri-

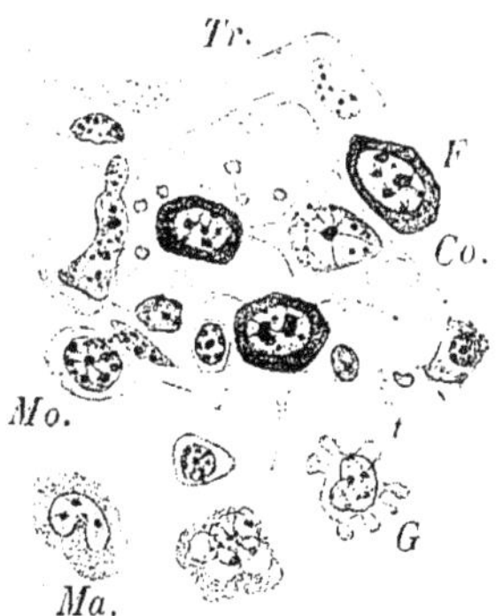

Fig. 1. — Portion de cordon folliculaire : *Tr*, travée principale du réticulum ; *F*, cellule germinative ; *co*,
grande cellule conjonctive du réticulum ; *t*, tingible Körper isolé
reconnaissable à sa teinte foncée.
Au-dessous de *Tr*, sont des globulins
de Donné caractérisés par leur petite taille et leur teinte claire ; *Mo*,
mononucléaire ordinaire ; *Ma*, macrophage à noyau incurvé ; *G*, cellule
à protoplasma bourgeonnant formant des globulins.

phériques disposés en couronne et faisant saillie à la face interne de la membrane périnucléaire [1]. Il existe deux variétés principales de lymphocytes : des lymphocytes à noyau clair, des lymphocytes à noyau sombre [2].

Mononucléaires ordinaires. — Les mononucléaires sont des cellules de taille supé-
rieure à celle d'un lymphocyte et dont le diamètre ne dépasse pas 20 μ. Le noyau de ces cellules est arrondi, ponctué comme celui des lymphocytes ordinaires d'un ou deux grains de chromatine centraux reliés par de fins tractus à des grains de chromatine périphérique. Mais ici les dimensions des grains de chromatine centraux l'emportent parfois de beaucoup sur le volume des grains de chromatine périphériques. Le protoplasma de ces cellules est homogène, parfois grenu, mais non granuleux, faiblement basophile ou indifférent, ou légèrement acidophile, suivant la qualité de l'état réactionnel présent.

Quand leur corps est clair ou très légèrement teinté de rose par l'éosine, elles ressemblent aux macrophages. Les mononucléaires ordinaires se distinguent cependant des macrophages car leur noyau est plus fortement charpenté que celui des éléments [3].

Cellules à protoplasma bourgeonnant. — Ces cellules sont comparables aux mononucléaires ordinaires. Ce qui leur donne une physionomie à part c'est le hérissement de leur surface en bourgeons protoplasmiques qui se

1. Points nodaux du réseau chromatique et non pas nucléoles (Jolly).
2. Normalement on trouve de petites cellules entremêlées aux lymphocytes que nous venons de décrire et qui s'en différencient par l'extraordinaire opacité de leur noyau. La trame chromatinienne en est trop serrée, pour qu'on puisse en reconnaître la structure, tandis qu'il est possible d'analyser la conformation intérieure du noyau des lym-
phocytes opaques. Le protoplasma des cellules, dont nous parlons, est parfois presque imperceptible ; tantôt il a l'aspect d'un disque mince, tantôt d'une colorette polygonale, grisâtre ou gris violet.
Parmi les éléments en question, qui sont rares du reste, figurent incontestablement des érytroblastes incolores de Löwit, dont nous aurons l'occasion de parler ultérieurement. Nous verrons alors que ces éléments ne sont pas des lymphocytes à propre-
ment parler, mais des hématies nucléées encore dépourvues d'hémoglobine.
3. Il est cependant des formes de passage entre les deux variétés cellulaires mais elles sont relativement rares. Et pour ne pas compliquer cette question nous les lais-
serons de côté.

détachent et deviennent les plaquettes, ou hématoblastes de Hayem, ou globulins de Donné, plaquettes de fibrine de Ranvier, plaquettes de Bizzozero, etc. Les globulins de Donné ou plaquettes sont de petits corps arrondis, de dimension inférieure à celle des hématies, de coloration grisâtre. Ce sont des dérivés cellulaires et non des cellules. Aussi rentrent-ils dans les organites suivant le sens attribué jadis à ce terme. Corpuscules erratiques dérivés du protoplasma de mononucléaires comparables aux mononucléaires ordinaires, ils ont les réactions tinctoriales des corps de ces derniers éléments. Dans les préparations les plus fortement teintées par l'éosine-orange et le bleu de toluidine, ils montrent la coloration gris bleuâtre du protoplasma cellulaire dont ils dérivent. Si les colorants acides (éosine) les teignent en rouge, c'est par surcharge. Les décolorations par l'alcool leur rendent la teinte gris bleuâtre, tandis que les hématies voisines et les hématies naines en particulier conservent une teinte orangée-rouge pure [1].

Cellules germinatives de Flemming. — *Polycidocytes de Darier.* — *Lymphogonies de Benda.* — Leur corps arrondi ou polygonal est formé d'un protoplasma homogène ou grenu très basophile et uniformément teinté de bleu. Il forme une sertissure relativement étroite autour d'un grand noyau clair.

Leurs grandes dimensions, l'affinité intense de leur protoplasma pour les colorants basiques [2], la largeur de leur noyau, permettent de différencier ces cellules des mononucléaires ordinaires. En raison de leur grande taille et de l'espacement des nœuds de la charpente chromatinienne, ces noyaux ont un aspect plus clair que celui des mononucléaires ordinaires.

Les cellules germinatives de Flemming, ont été ainsi dénommées par cet auteur, parce qu'elles sont fréquemment le siège de mitoses. Nous reviendrons bientôt sur ce sujet.

Mononucléaires à noyau riche en chromatine. — Les dimensions de ces cellules sont supérieures en général à celles des mononucléaires ordinaires. Elles dépassent même parfois celles des plus grandes cellules germinatives de Flemming. Le noyau de ces éléments peut se découper sur ses bords, se lober et s'enrouler sur lui-même. La chromatine

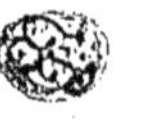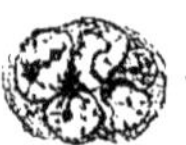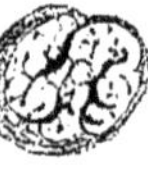

Fig. 5.

y est agencée suivant une disposition particulière. Elle est disposée en une sorte de tige principale repliée dans tous les sens. De celle-ci partent des tigelles secondaires très grêles sur lesquelles sont branchées des tra-

1. Nous envisageons les plaquettes en dehors de ces circonstances où peut se produire la coagulation du sang. Nous savons que, après la coagulation, des plaquettes sont situées au niveau des nœuds du réticulum fibrineux. (Hayem, Ranvier.) Alors les plaquettes sont intensément teintées de rouge par l'éosine, et cette coloration est stable. Mais la plaquette incorporée au réseau fibrineux n'est plus un élément normal, c'est un élément dégénéré.

2. La coloration bleue de ces éléments est orthochromatique, c'est-à-dire que le protoplasma basophile revêt une couleur identique à celle du colorant basique employé. Je fais cette remarque parce que l'on appelle communément cellules basophiles les mastzellen, éléments que l'on ne doit pas confondre avec les mononucléaires dont nous parlons. En effet le corps des mastzellen inclut des granulations. Les cel-

bécules encore plus fines, renflées de distance en distance. Ce noyau, en raison de sa configuration et de sa structure, est, jusqu'à un certain point, comparable à celui des mégacaryocytes de la moelle osseuse.

PLASMAZELLEN (DE UNNA)

Voici encore d'autres éléments à protoplasma très basophile. Ce protoplasma homogène ou formé d'une trame grossière se colore en bleu foncé

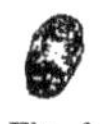

Fig. 6.

par le bleu de toluidine. (Unna.) A ce point de vue ces cellules pourraient être confondues avec les cellules germinatives de Flemming, dont le protoplasma présente les mêmes affinités tinctoriales. Mais le noyau des cellules germinatives est clair, très grand, et les grains de chromatine y sont espacés. (Hodara.)

Les plasmazellen sont en général de petite taille (taille de moyen mononucléaire). Le noyau de ces cellules est sombre, très opaque parfois, petit ou — toutes proportions gardées — moins grand que celui de la cellule germinative. Les grains de chromatine y sont rapprochés, volumineux; l'un des grains est disposé centralement, et les autres sont placés en couronne à la périphérie du noyau. Le grain de chromatine central et les grains périphériques ont en général des dimensions à peu près égales. Le noyau est souvent placé excentriquement. Il existe entre cette portion de la cellule et le corps un espace clair dans la majorité des cas.

De toutes les formes cellulaires que nous avons classées parmi les éléments libres non spécifiés du ganglion, plasmazellen et mononucléaires à noyau riche en chromatine, sont de beaucoup les moins nombreux [1].

ORIGINE ET CLASSEMENT DES MONONUCLÉAIRES
DE LA DEUXIÈME VARIÉTÉ

De nombreux histologistes s'accordent à considérer la cellule germinative de Flemming comme la souche de toutes les variétés de mononucléaires que nous venons de décrire.

En effet, une cellule germinative dont les dimensions sont doubles de celles d'un moyen mononucléaire forme en se divisant deux moyens mononucléaires.

Ces derniers éléments peuvent à leur tour entrer en karyokinèse et avoir pour rejetons des lymphocytes.

Or les lymphocytes ne conservent pas indéfiniment leurs dimensions exiguës, ils sont susceptibles de grandir et de muer en mononucléaires de conformation variable.

lules germinatives sont dépourvues de granulations, sauf dans certaines conditions. C'est au moment où elles se divisent par karyokinèse. A ce moment une partie de leur protoplasma se résout en grains. Ceux-ci sont très différents des granulations des mastzellen. En effet, ces dernières granulations sont colorées en violet-rouge par les couleurs basiques, tandis que les grains temporaires des cellules germinatives de Flemming sont teintées de bleu par les bleus basiques.

1. Depuis plusieurs années j'ai reconnu que les plasmazellen faisaient partie des cellules libres du tissu lymphoïde, fait antérieurement admis par Marshalko.

A interpréter à la lettre les résultats que nous venons de signaler le classement des mononucléaires de la deuxième variété serait des plus simples, car ces cellules appartiendraient à une même famille cellulaire.

En réalité on ne saurait trouver dans les faits que nous venons d'exposer les bases d'une classification naturelle. Les arguments qui plaident en faveur de la synthèse des mononucléaires de la deuxième variété peuvent aussi bien être invoqués pour les dissocier en groupes distincts. Ces mononucléaires, avons-nous dit, procèdent d'une souche commune : la cellule germinative.

Mais les cellules germinatives sont peut-être d'espèce différente tout en étant morphologiquement comparables. — Si elles sont conformées suivant le même modèle, n'est-ce pas à la façon des éléments d'un feuillet germinatif qui sont isomorphes sans être isogènes? La même manière de voir s'applique aux lymphocytes.

Envisageons maintenant les différents types de mononucléaires de la deuxième variété et nous serons fort embarrassés pour définir leur place dans la classification cellulaire.

Parmi ces éléments figurent les mononucléaires à noyau riche en chromatine et les plasmazellen.

Après avoir défini ces mononucléaires en raison de certains attributs morphologiques nous sommes incapables de les classer d'une façon rigoureuse. (Aussi, à divers points de vue, les plasmazelles se raccordent-elles aux cellules conjonctives, dont elles diffèrent à d'autres points de vue.)

Restent les lymphocytes, les mononucléaires ordinaires, les mononucléaires à protoplasma bourgeonnant.

C'est là le groupement le mieux justifié car ces variétés cellulaires se transforment les unes en les autres. De plus ces éléments sont destinés avec les plaquettes à faire partie de la lymphe circulante. Cependant, en poursuivant l'étude de ces éléments en dehors du ganglion, nous verrons les mononucléaires ordinaires évoluer dans des sens différents.

En un mot, exception faite pour les macrophages, les cellules rondes accumulées à l'état normal dans le ganglion sont des éléments figurés à l'état larvaire, n'ayant pas encore acquis de caractères spécifiquement différentiels.

II. ÉTUDE SYNTHÉTIQUE DE LA STRUCTURE DU GANGLION

SYSTÈME FOLLICULAIRE

A un fort grossissement se reconnaissent facilement les deux complexus fondamentaux constituant le système folliculaire : l'appareil conjonctivo vasculaire, les cellules libres.

Les percées des vaisseaux sanguins s'y marquent par des trous arrondis ou des fentes allongées tapissées de cellules endothéliales aplaties ou saillantes.

Le réticulum conjonctif s'y dessine par les traits nets et durs de ses trabécules dont l'ensemble forme un fond rose parsemé de *noyaux pâles*, sur lequel se détachent les grains opaques et irréguliers des Tingible Körpers et les cellules libres de types différents.

Mais ces éléments ne sont pas répartis d'une façon uniforme. Nous allons en exposer rapidement la distribution dans les follicules, la nappe réticulée et les cordons folliculaires.

Centre clair. Follicules [1]. — Dans les centres clairs s'accuse en général la prédominance des cellules conjonctives fusionnées en plasmodium sur le réseau fibrillaire et s'accumulent les cellules germinatives de Flemming.

Elles apparaissent nettement sur le fond rose pâle de la gangue conjonctive parsemée de Tingible Körpers et trouée par le passage de rares capillaires.

Parfois certaines de ces cellules sont en karyokinèse.

Alors le corps de ces éléments peut être criblé de granulations basophiles (granul. d'Ehrlich).

C'est un état temporaire qui disparaît quand la division cellulaire est terminée, car le protoplasma des éléments dérivés redevient homogène.

Il existe un balancement variable entre le nombre des cellules germinatives et celui des lymphocytes. Tantôt les premières sont nombreuses et ces derniers absents du centre clair. Tantôt les cellules germinatives sont rares, et les mononucléaires ordinaires de diverses tailles, y compris les lymphocytes, sont assez nombreux.

Ainsi peuvent s'entremêler dans le centre clair toutes les variétés de cellules libres du ganglion.

Zone périphérique. — Dans la zone périphérique du follicule le stroma conjonctif est mieux différencié que dans le centre clair et le plasmodium des cellules fixes en est réduit d'autant.

Le lacis des capillaires sanguins s'y étend en tous sens, mais il est voilé par les cellules libres. Ces cellules sont des mononucléaires de diverses variétés parmi lesquels prédominent les lymphocytes. C'est l'accumulation de ces éléments à corps plus ou moins basophiles et à noyau fortement charpenté qui donne à cette partie du follicule sa plus grande opacité.

Çà et là cependant éclatent les tons clairs et du corps et du noyau d'un macrophage ou d'une cellule fixe, tandis que se profilent sur un court trajet les traits fins du réticulum conjonctif.

---

1. Il est des follicules dont les cellules germinatives sont perdues au milieu d'un grand nombre de mononucléaires de tailles petite et moyenne qui s'accumulent dans le centre folliculaire lui-même. On ne trouve en ces zones aucune apparence de division cellulaire. Parfois les cellules sont presque toutes isomorphes; elles ont tantôt les dimensions des lymphocytes, tantôt celles des moyens mononucléaires. Les follicules ainsi conformés ont été appelés par Labbé et Bezançon : follicules à cellules uniformes. D'après ces auteurs, « le follicule à cellules uniformes correspond à un premier degré d'orientation, de spécialisation fonctionnelle; le follicule à centre clair représente un degré plus avancé, une activité plus marquée du ganglion ».

D'après Flemming les centres clairs du ganglion ne sont pas des portions du ganglion définitivement spécialisées. Ces centres sont en évolution continuelle. Ils augmentent, diminuent, disparaissent même pour se reformer à nouveau.

C'est lui qui forme les parois des couloirs où les mononucléaires s'entassent en files spiralées. (Benda.) En dedans les colonnettes formées par les cellules lymphatiques s'appuient sur le centre du follicule. En dehors, elles aboutissent à la nappe réticulée.

En ce point les rangs formés par les mononucléaires se desserrent et les éléments se dispersent en des sens différents.

Nappe réticulée. — Dans la nappe réticulée les mailles du réticulum s'élargissent, les travées s'épaississent au voisinage du système caverneux. La limite des deux systèmes folliculaire et caverneux est formée par le revêtement endothélial que traversent artérioles et veinules et dont les pores dégorgent dans les sinus lymphatiques adjacents des éléments figurés, issus de la substance folliculaire.

Les éléments libres de la nappe réticulée sont entremêlés sans ordre. Les hématies erratiques et les petits îlots de cellules éosinophiles étant mis à part, nous reconnaîtrons dans cette foule bigarrée les lymphocytes aux dimensions exiguës, les moyens et grands mononucléaires, çà et là les cellules germinatives de Flemming au repos ou en karyokinèse et, à titre exceptionnel, soit une plasmazelle, soit un mononucléaire à noyau bourgeonnant et riche en chromatine. Un examen plus attentif nous révélera la présence des cellules à protoplasma bourgeonnant, dont nous verrons se détacher des plaquettes apparaissant comme autant de taches rondes et grises dans le champ de la préparation. Abstraction faite de ces organites, les éléments dont nous venons de parler sont les mononucléaires, dont le protoplasma plus ou moins basophile et le noyau fortement charpenté font opposition avec le corps rose et le noyau délicat des macrophages. Alors même que ceux-ci seraient enfouis au milieu des cellules précédentes, nous saurions les distinguer grâce à leur noyau clair, ponctué d'un grain de chromatine central.

Enfin le doute ne saurait être permis dans les cas où certains de ces derniers éléments s'accumulent en petits groupes formés de cellules hypertrophiées, bourrées de grains verdâtres, enfouissant parfois le noyau clair.

CORDONS FOLLICULAIRES

La structure des cordons folliculaires est celle de la nappe réticulée.

Cependant les polynucléaires éosinophiles y sont plus nombreux que dans la nappe réticulée. (Bezançon et Labbé.) Exceptionnellement on y rencontre des follicules à centre clair.

Enfin certains des cordons folliculaires se terminent dans le système caverneux soit en s'amincissant en pointe, soit en se ramifiant.

SYSTÈME CAVERNEUX

Nous avons insisté sur la continuité existant au point de vue histologique entre l'appareil conjonctivo-vasculaire du système folliculaire et celui du système caverneux. Nous savons aussi que les éléments mobiles, formés dans le système folliculaire, peuvent s'engager dans le système caverneux.

Mais ces aborigènes du ganglion sont mélangés à des éléments d'importation et il sera impossible de discerner parmi les plaquettes et les mononucléaires ordinaires, voire même les cellules mères de globulins, les éléments étrangers des éléments indigènes. La même réflexion s'applique aux rares hématies et polynucléaires figurant au tableau histologique, car les uns ont été amenés par les lymphatiques afférents, les autres par les vaisseaux sanguins.

Inversement nous reconnaîtrons l'origine de certaines des cellules propres du ganglion. Ainsi en est-il pour ces macrophages de grande taille, plus ou moins chargés d'enclaves, dont les uns flottent dans les sinus lymphatiques, dont les autres rampent contre les travées conjonctives. La même réflexion s'applique aux cellules germinatives en karyokinèse, aux grands mononucléaires à noyau bourgeonnant et riche en chromatine. Il est exceptionnel de rencontrer à l'état *normal* de telles cellules dans les voies lymphatiques, situées en dehors des ganglions.

Mais en certaines places s'établissent une répartition spéciale des éléments libres du système caverneux, en même temps qu'un agencement particulier des trajets lymphatiques.

Leurs contours se régularisent, leur contenu est formé indépendamment du plasma par des plaquettes, par ceux des mononucléaires qui peuvent émigrer dans les vaisseaux lymphatiques, par des globules rouges et de rarissimes polynucléaires granuleux.

Alors nous avons sous les yeux l'ébauche d'un vaisseau lymphatique efférent.

III. — LE GANGLION AU POINT DE VUE
DE L'ANATOMIE GÉNÉRALE

Il existe une série d'organes à structure lymphoïde, dont la conformation anatomique est réductible à celle du ganglion et qui présentent tous les intermédiaires entre les plus compliqués des ganglions et les glandes lymphatiques les plus rudimentaires. En effet l'architecture du ganglion peut se simplifier extrêmement. Ainsi Bezançon et Labbé ont-ils trouvé dans le mésentère du chien de petits ganglions offrant la structure suivante : au centre un follicule normal; à la périphérie une capsule; entre le follicule et la capsule un sinus circulaire.

Gulland a décrit dans l'aisselle des mammifères des ganglions très petits simplement formés par un follicule entouré d'un sinus.

Les follicules clos isolés ou agminés en plaques de Peyer du tube digestif sont comparables au ganglion privé de capsule, dont nous venons de parler. En effet, le follicule clos de l'appareil digestif est conformé comme le follicule du ganglion, il en a parfois le centre clair, la zone opaque moyenne, la zone réticulée périphérique.

Ces follicules clos sont entourés d'un sinus lymphatique, sinus péri-folliculaire. Des vaisseaux lymphatiques afférents y aboutissent et il en sort des lymphatiques efférents. La capsule est absente, mais, à sa place, figure un cadre vasculaire formé par des artérioles et des veinules, cadre circonscrivant les sinus périfolliculaires. Des artérioles et des veinules, traversant le sinus, réunissent le cadre vasculaire aux vaisseaux propres du follicule clos, dont la disposition radiée est identique à celle des vaisseaux propres du follicule du ganglion (d'après Renaut). Réunis en groupes ces follicules clos forment les plaques de Peyer, les amygdales, organes encore plus compliqués que les précédents, et dont la conformation anatomique revêt toujours le type ganglionnaire.

Les points lymphatiques. (Renaut). — Renaut a décrit de petits îlots de tissu lymphoïde formés d'un stroma conjonctif réticulé comparable à celui des sinus caverneux du ganglion et logeant des cellules libres.

Des vaisseaux lymphatiques afférents y aboutissent, des lymphatiques efférents en émanent. Ces points lymphatiques n'ont aucune fixité morphologique. Ils occupent en nombre variable certaines régions des muqueuses, mais sans y prendre ordinairement de place exacte ni précise.

Plus simple encore est la structure des taches laiteuses de l'épiploon, que Ranvier assimile à des follicules rudimentaires.

Au niveau de ces taches laiteuses sont accumulées des cellules parmi lesquelles figurent quelques éléments comparables à ceux que nous avons décrits dans le tissu lymphoïde : lymphocytes, mononucléaires ordinaires, cellules germinatives, Plasmazellen. (Jolly.)

Mais les éléments qui prédominent sont des cellules conjonctives fusionnées en plasmodium (Retterer) ou libres. Ces dernières sont aptes à se comporter comme des macrophages ou à se transformer en cellules fixes de type défini. (Cellules connectives, cellules endothéliales.)

Si les taches laiteuses sont assimilables à des follicules rudimentaires, c'est surtout en raison d'une structure rappelant à divers points de vue celle qui caractérise les « centres clairs » (prédominance des cellules conjonctives capillaires embryonnaires) et permettant de les considérer comme des centres histogénétiques du tissu conjonctivo-vasculaire [1].

LE ROLE HÉMATOPOIÉTIQUE

Nous allons étudier dans ce chapitre le rôle joué par le ganglion dans la formation des éléments figurés du sang. Mais avant d'aborder un tel sujet nous dresserons le tableau des principaux éléments du milieu sanguin qui sont des organites et des cellules.

---

1. La *moelle rouge.* — Il existe les oppositions les plus frappantes entre la structure de la moelle rouge et celle des organes de la circonscription lymphatique. Dans la moelle sont accumulés hématies et ordinaires polynucléaires granuleux, éléments rares dans le ganglion.

De plus le tissu en est farci d'hématies nucléés, de mononucléaires différents de

ORGANITES

Plaquettes du sang ou hématoblastes de Hayem, etc.	**Globules rouges.**
Ce sont les organites dépourvues d'hémoglobine (250 000 par mmc. [Hayem]).	Ce sont les organites chargés d'hémoglobine (5 000 000 par mmc.).

CELLULES

Mononucléaires.	**Polynucléaires.**
Ce sont, d'après Ehrlich, des cellules blanches dépourvues de granulations.	Ce sont, d'après Ehrlich, des cellules blanches chargées de granulations.
Suivant leurs dimensions on les divise en mononucléaires : Petits (lymphocytes). Moyens. Grands.	Suivant la nature de leurs granulations on les appelle :
Suivant la configuration de leur noyau on les dénomme :	*a.* Polynucléaires ordinaires (à granulations amphophiles ou neutrophiles).
Les mononucléaires ordinaires ou à noyaux arrondis.	*b.* Polynucléaires éosinophiles (à granulations acidophiles).
Les mononucléaires à *type de transition* ou à noyau incurvé et lobé.	*c.* Mastzellen (polynucléaires à granulations basophiles).

Quelle est l'origine de ces éléments figurés ?

Si nous admettons la conception d'Ehrlich sur le plan de structure du système hématopoiétique, la réponse sera facile à donner.

Tous les mononucléaires [1] dériveraient des organes de la circonscription lymphatique, dont font partie les ganglions.

Les hématies et les polynucléaires des trois variétés déjà citées, proviendraient de la moelle osseuse. (A ces éléments on devrait joindre les grands mononucléaires à noyau lobé dont nous venons de parler en note.)

Quelle est l'origine des plaquettes du sang ? Ehrlich ne donne pas d'explication à ce sujet. Si ces organites sont des bourgeons protoplasmiques détachés du corps des mononucléaires, comme nous l'admettons, leurs foyers d'origine essentiels doivent être les appareils de la circonscription lymphatique.

C'est ce que l'observation directe nous a démontré.

En un mot en poussant logiquement à ses fins la systématisation d'Ehrlich, nous dirons que les mononucléaires du sang sont des cellules de la série lymphogène et nous leur adjoindrons les plaquettes.

Nous appellerons les hématies et les polynucléaires granuleux, les éléments de la série myélogène.

Nous pourrons alors dresser le tableau suivant :

ceux des ganglions parce qu'ils renferment des granulations. Enfin des cellules géantes particulières myéloplaxes de Robin ou mégacaryocytes de Howell y figurent en proportions considérables et à un état de développement parfait.

1. Abstraction faite de très rares mononucléaires de grande taille à noyau lobé.

Éléments de la série lymphogène	Éléments de la série myélogène
(Provenant des organes de la circonscription lymphatique).	(Provenant de la moelle osseuse).
A. — *Organites.*	A. — *Organites.*
Plaquettes du sang.	Globules rouges.
B. — *Cellules.*	B. — *Cellules.*
Mononucléaires petits, moyens et grands.	Polynucléaires ordinaires, éosinophiles et à type de mastzellen.

LE ROLE HÉMATOPOIÉTIQUE DU GANGLION

Nous envisagerons le rôle hématopoiétique du ganglion à l'état normal et au cours des anémies post-hémorragiques.

LE RÔLE HÉMATOPOIÉTIQUE DU GANGLION ENVISAGÉ A L'ÉTAT NORMAL

1° Le ganglion forme-t-il des plaquettes sanguines, des mononucléaires ordinaires du sang?

2° Le ganglion est-il un foyer d'origine pour les autres éléments figurés du sang : les hématies, les polynucléaires granuleux?

DE LA FORMATION DES PLAQUETTES ET DES MONONUCLÉAIRES DANS LE GANGLION

Dans les frottis et les coupes de ganglion colorés par éosine-orange, Toluidinblau, apparaissent en abondance des plaquettes identiques aux plaquettes du sang, des mononucléaires de toute taille identiques à ceux du sang [1].

Ces plaquettes et ces mononucléaires s'engagent dans les vaisseaux lymphatiques efférents du ganglion.

Examinons le contenu de la lymphe du canal thoracique, nous y rencontrons ces éléments figurés et nous ferons en même temps les constatations suivantes :

1° Le nombre des globules blancs est colossal dans le plasma lymphatique eu égard au nombre des globules rouges;

2° Les globules blancs du groupe des mononucléaires représentent une majorité écrasante par rapport aux leucocytes granuleux amphophiles, éosinophiles et à type de mastzellen.

Dans le milieu sanguin, les numérations des éléments figurés donnent des proportions inverses de celles qui existent dans la lymphe.

---

1. Parmi les mononucléaires du ganglion dont la conformation rappelle celle des mononucléaires du sang, il en est un grand nombre dont le protoplasma se colore intensément en bleu par les colorants basiques. Mais c'est là un caractère transitoire.

On n'y constate aucune modification appréciable des *plaquettes* dans les conditions normales. Inversement, dans toutes les circonstances où se produit la coagulation sanguine, elles se précipitent sur les corps étrangers, s'agglutinent par petits groupes étoilés formant les nœuds du réticulum fibrineux.

Quel est le sort réservé aux cellules blanches de la lymphe après leur passage dans les vaisseaux sanguins?

Modifications dans les affinités tinctoriales du protoplasma. — Les mononucléaires dont le protoplasma était fortement basophile dans la lymphe perdent rapidement leur affinité intense pour les colorants basiques. La substance basophile homogène semble disparaître graduellement de la zone périnucléaire à la périphérie de la cellule.

En s'effaçant elle dévoile un spongioplasma à mailles fines donnant une coloration grisâtre au corps de l'élément.

Ce spongioplasma peut lui-même se rétracter à la façon d'un filet qui se replierait peu à peu autour du noyau.

Disparition de la substance basophile homogène, rétraction du spongioplasma autour du noyau représentent une sorte de jeu de rideau grâce auquel certains mononucléaires deviennent transparents après avoir été opaques.

Accroissement de taille et modification de la conformation nucléaire. — Toutes les formes de passage entre les plus petits mononucléaires (lymphocytes) et les plus grands se retrouvent dans le sang (Maurel, Jolly, etc.). — De plus des mononucléaires dont le noyau était arrondi alors qu'ils faisaient partie de la lymphe, incurvent ce noyau après leur incorporation au tissu sanguin et deviennent ainsi des *types de transition.*

Divergence d'évolution. — Parmi les formes d'évolution de ces mononucléaires nous distinguerons les suivantes :

a. Certains mononucléaires fondent dans le plasma sanguin. Le protoplasma se réduit en miettes à peine teintes de gris et s'égrène dans le milieu ambiant.

Le noyau reste seul ou entouré de reliquats protoplasmiques presque imperceptibles, se fragmente en blocs irréguliers et s'effrite.

Ainsi un mononucléaire semble-t-il se résoudre en parcelles ayant probablement la valeur de ferments figurés.

b. Certains mononucléaires ont un noyau foncé, ponctué de grains de chromatine assez volumineux. Le corps en est assez fortement basophile.

Par bourgeonnement ou fissuration ce noyau devient comparable à celui des polynucléaires ordinaires.

Ces leucocytes me paraissent correspondre aux opaques de Hayem.

Leurs dimensions varient de celles d'un lymphocyte à celles d'un polynucléaire.

c. Certains mononucléaires moins foncés que les précédents grandissent au point de dépasser la taille des polynucléaires. Le noyau en est largement étalé et clair, le corps en est parfois occupé par un spongioplasma vacuolaire. Ces éléments sont d'après mes recherches ceux que l'on doit considérer comme les Hémomacrophages de Metchnikoff.

*
* *

Conclusion : A l'état normal, des plaquettes et des mononucléaires du sang sont formés dans les ganglions.

C'est la réponse à la première question.

DE LA FORMATION DES HÉMATIES ET DES POLYNUCLÉAIRES GRANULEUX[1] AMPHOPHILES, ÉOSINOPHILES, MASTZELLEN DANS LE GANGLION

Formation des hématies. — Il n'est pas possible, me semble-t-il, de trouver dans la littérature scientifique de faits probants concernant la production des globules rouges et des polynucléaires granuleux, dans les ganglions lymphatiques des mammifères adultes examinés à l'état normal.

Les hématies y sont trop clairsemées pour que leur origine y puisse être étudiée avec précision.

Formation des polynucléaires dans le ganglion. — J'en dirai autant en ce qui concerne les polynucléaires granuleux.

Avec Bezançon et Labbé, par exemple, j'ai insisté sur la rareté des polynucléaires ordinaires et des mastzellen dans les glandes lymphatiques.

Les polynucléaires éosinophiles y sont relativement nombreux, mais la production de ces leucocytes est encore douteuse et Ehrlich les considère comme des éléments d'importation issus de la moelle osseuse et fixés secondairement dans le territoire lymphatique.

Il est cependant des histologistes qui admettent que les ganglions sont des foyers d'origine importants des polynucléaires ordinaires. Les lympho-cytes s'y transformeraient en ces derniers éléments par accroissement de taille et segmentation incomplète du noyau.

On trouve en effet dans la glande lymphatique toutes les formes de passage entre certains mononucléaires à noyau arrondi et des leucocytes à noyau incurvé et lobé.

Mais ces cellules sont pour la plupart des macrophages. Leur noyau est grand, clair et les lobes en sont larges, leur corps ne renferme pas de granulations spécifiques (amphophiles, éosinophiles, métabasophiles des mastzellen). Non seulement ils sont morphologiquement irréductibles aux polynucléaires granuleux, mais de plus ils sont leurs antagonistes puis-qu'ils les détruisent. Pour admettre la transformation de lymphocytes ou de mononucléaires ordinaires du ganglion en véritables polynucléaires, il faudrait démontrer que leur noyau devient identique à celui de ces leu-

---

1. Parmi les auteurs qui font dériver les polynucléaires granuleux des mononu-cléaires ordinaires (Ouskow, Gulland, Flemming, Benda, E. Maurel, Bezançon, Demoor, Massart, Everard, etc.), certains admettent que la transformation du mononucléaire en polynucléaire peut se faire dans le ganglion (Benda), d'autres ne l'ont étudiée que dans le milieu circulant (E. Maurel).

cocytes [1] (lobes étriqués opaques réunis par de grêles connectifs) tandis que leur corps se charge de granulations ε ou β, α ou γ.

FORMATION DES HÉMATIES ET DES POLYNUCLÉAIRES
DANS LE SANG PAR ÉVOLUTION DES ÉLÉMENTS
ISSUS DU GANGLION

Parmi les éléments figurés qui ont pris naissance dans le ganglion en est-il qui soient aptes à devenir soit des hématies, soit des polynucléaires granuleux en dehors de leur foyer d'origine?

En un mot les hématoblastes de Hayem (ou plaquettes) se transforment-ils en globules rouges dans le milieu sanguin (Hayem)? les mononucléaires lymphogènes s'y changent-ils en polynucléaires granuleux?

Je donnerai comme précédemment une réponse dubitative. En effet, les procédés d'investigation *usuels* ne permettent pas encore d'aboutir à une conclusion ferme en ce qui concerne la métamorphose des hématoblastes de Hayem en hématies.

Quant aux mononucléaires de la lymphogène, nous les avons vus se séparer en des groupes.

Les uns se détruisent, les autres deviennent plus grands que les polynucléaires et sont qualifiés de ce fait en tant que macrophages.

Restent les mononucléaires dont la taille ne dépasse pas celle d'un polynucléaire et dont le noyau est contracté et opaque.

Ceux-ci présentent le plus haut intérêt. En effet, grâce à l'emploi d'une technique appropriée [1], j'ai vu certains d'entre eux se transformer en polynucléaires ordinaires.

RÔLE HÉMATOPOIÉTIQUE DU GANGLION AU COURS DES ANÉMIES POST-HÉMORRAGIQUES

I. — ACCENTUATION DU PROCESSUS LYMPHOPOIÉTIQUE

Enlevons une notable quantité de sang à un lapin (de 300 à 400 cc. en douze jours chez un animal pesant au minimum 3 kilogs). Nous solliciterons ainsi une réaction compensatrice des organes hématopoiétiques.

D'après l'exposé précédent [2] la moelle osseuse doit compenser le déficit en hématies et en polynucléaires granuleux, tandis que les ganglions con-

---

1. Benda, un des auteurs qui admettent la genèse de polynucléaires ordinaires dans les ganglions, se base pour soutenir sa conception sur la formation dans cet organe de leucocytes à noyau étroit, opaque, fortement segmenté. Il n'a pas trouvé dans ces cellules les granulations caractéristiques. Néanmoins cette constatation est très importante comme nous le verrons.

2. *Sur le rôle hématopoiétique de la moelle osseuse.* — Examinons des frottis et des coupes de moelle osseuse rouge.

Nous y trouverons en abondance des globules rouges et des polynucléaires granuleux.

tribuent à combler les pertes subies en plaquettes et en mononucléaires. En pareille circonstance, en effet, la moelle des os est le siège d'un processus histogénétique intense. Ses hématies nucléées, ses myélocytes granuleux, ses mégacaryocytes (Van der Stricht) eux-mêmes prolifèrent de tous côtés et un tissu de moelle rouge se substitue au tissu de moelle rouge dans les diaphyses des os longs.

Le résultat de cette mise en activité est une surproduction considérable d'hématies (Neumann, Bizzozero, Van der Stricht, Malassez) et de polynucléaires granuleux (Ehrlich, Kurlow, etc.). Pendant ce temps les fonctions lymphopoiétiques des ganglions sont accrues. La preuve en est fournie par la mise en évidence de nombreux centres germinatifs, l'accroissement du processus de mitose, la surproduction des cellules germinatives ainsi que des mononucléaires et des plaquettes.

Le tissu lymphoïde est constellé de cellules en karyokinèse qui n'abondent pas seulement au niveau des Keimcentrums. Elles sont disséminées dans toute l'étendue du système folliculaire, dans le système caverneux et jusque dans les vaisseaux lymphatiques efférents où se poursuit la division des mononucléaires lymphogènes, où les cellules à protoplasma bourgeonnant émettent un plus grand nombre de plaquettes qu'à l'état normal.

Mais cette suractivité lymphopoiétique n'est pas localisée aux ganglions. Elle s'étend à tous les organes de la circonscription lymphatique aux follicules clos du tube digestif aussi bien qu'à la rate.

La souche en est représentée par certaines cellules du tissu myéloïde, ou tissu fondamental de la moelle en état d'activité.

Les hématies normales proviennent des hématies nucléées.

Les polynucléaires éosinophiles et à type de mastzellen procèdent des myélocytes à granulations éosinophiles et à type de mastzellen.

Les vaisseaux qui drainent le contenu de la moelle, vaisseaux qui sont des sinus veineux, contiennent des globules rouges prédominant en proportions colossales sur les plaquettes et les globules blancs.

De plus, parmi les globules blancs, ceux dont le nombre l'emporte sont les polynucléaires granuleux et non pas les mononucléaires ordinaires. (Si les sinus veineux de la moelle contiennent en certains points plus de mononucléaires que de polynucléaires, les globules blancs à noyau arrondi sont essentiellement des myélocytes granuleux et non pas les mononucléaires dépourvus de granulations du tissu lymphoïde.)

Ainsi se manifeste à l'état normal une opposition frappante entre le rôle hémato poiétique de la moelle rouge et celui du ganglion.

De la moelle osseuse s'échappent des éléments figurés dont les uns sont importés et les autres néoformés. Ces derniers sont pour la plupart des hématies et des polynucléaires granuleux.

Du ganglion sortent des éléments figurés dont les uns sont importés et les autres néoformés.

Ces derniers sont essentiellement des plaquettes et des mononucléaires dépourvus de granulations.

Ainsi au ganglion appartiendraient la structure lymphoïde et le rôle lymphopoiétique (formation des éléments de la lymphe).

A la moelle seraient dévolues la structure myéloïde et les fonctions hémopoiétique et leucopoiétique. (Formation des hématies et des polynucléaires granuleux.)

Bien plus ces oppositions se doubleraient d'un véritable antagonisme.

En effet le ganglion est bourré de macrophages, c'est-à-dire de cellules particulièrement aptes à englober et à digérer des hématies et des polynucléaires granuleux. La glande lymphatique serait donc un foyer de destruction pour les éléments figurés dont la moelle est le lieu d'origine.

Bien plus ces organes peuvent allier dans ces conditions des fonctions hémopoïétiques et leucopoïétiques (formation de globules rouges et de leucocytes granuleux) aux fonctions lymphopoïétiques.

II. — RÔLE HÉMOPOIÉTIQUE ET LEUCOPOIÉTIQUE [1]
DU GANGLION AU COURS DES ANÉMIES EXPÉRIMENTALES

A. — Formation des globules rouges.

Les faits que nous allons exposer ont été constatés au cours d'anémies expérimentales provoquées dans les conditions déjà signalées [2].

A l'autopsie de certains des animaux ainsi traités on peut être frappé par l'aspect rougeâtre de ganglions situés dans les districts les plus éloignés (G. rétro-auriculaires, pancréas d'Aselli, etc.).

D'autre part il est des lapins dont les glandes lymphatiques conservent la coloration ordinaire. Il en est enfin chez lesquels ces organes sont ponctués d'un fin piqueté rouge disposé par îlots disséminés.

Ces variations de teinte sont dues à une accumulation plus ou moins marquée de globules rouges dans les ganglions.

Le système folliculaire en est parfois littéralement bourré.

Dans le système caverneux ils sont épars dans les sinus lymphatiques ou agglomérés dans des capillaires veineux énormément distendus. Quant aux vaisseaux lymphatiques efférents, ils incluent une plus grande quantité d'hématies qu'à l'état normal et des globules rouges à noyau.

Cette accumulation d'hématies dans les voies veineuses et lymphatiques du ganglion est liée, suivant la conception soutenue par divers auteurs (Bizzozero, Lowit, Kultchisky, Gibson, Foa et Salvioli, Retterer), à la genèse *in situ* des éléments en question.

Mais le mode de formation de ces globules rouges est un sujet très discuté. J'exposerai celui qui me paraît au-dessus de toute contestation. Il consiste en la transformation d'hématies nucléées en hématies sans noyau.

Le développement des globules rouges dans le ganglion est donc subordonné comme dans la moelle des os à la poussée des cellules hémoglobinifères. Mais parmi les hématies néo-formées au cours des anémies il en est de types différents : les unes ont les caractères de globules normaux, les autres en diffèrent par leur taille ou leur coloration.

Nous nous occuperons de la formation des globules rouges normaux.

---

1. D'après Retterer, le plasma et les leucocytes du ganglion prennent naissance par liquéfaction des cellules fixes avoisinant les voies lymphatiques. Les produits de la désagrégation de ces derniers éléments seraient et les mononucléaires et des polynucléaires.

Quant aux hématies elles se produiraient essentiellement par transformation hémoglobique du noyau des cellules conjonctives.

2. La teneur du sang en globules rouges et en hémoglobine est diminuée de moitié à la fin de l'expérience, chez les animaux *abondamment nourris*.

Le poids total varie à peine.

Formation des globules rouges normaux dans le ganglion. — Les globules rouges nucléés du ganglion qui deviennent des globules rouges ordinaires sont des normoblastes (suivant la nomenclature d'Ehrlich). Ce terme désigne les cellules hémoglobinifères ayant les dimensions des hématies normales et n'en différant que par la présence d'un noyau.

Que ce noyau soit expulsé et les normoblastes se transformeront en globules rouges ordinaires (*Rindfleisch*, Van der Stricht, Ehrlich). Tel est le cas ici et l'on peut voir à côté des hématies anucléées des noyaux libres, qui peuvent être englobés par les macrophages et s'y détruire à moins qu'ils ne subissent dans le plasma hémo-lymphatique les diverses phases de la dégénération nucléaire étudiée par V. der Stricht dans la moelle osseuse.

ORIGINE DES NORMOBLASTES

Quelle est l'origine des normoblastes du ganglion? A cette question je répondrai d'une façon formelle en me ralliant à une théorie ancienne, celle de Lowit.

Les normoblastes dérivent des érythroblastes incolores de Lowit, cellules qui font partie intégrante du tissu lymphoïde et que l'on confond généralement avec les lymphocytes.

On appelle communément lymphocytes tous ceux des mononucléaires du sang, de la lymphe et des divers organes hématopoiétiques dont la taille est égale ou inférieure à celle d'une hématie et qui possèdent un noyau arrondi et fortement charpenté, un corps réduit à une bordure protoplasmique mince.

Cette définition purement morphologique s'applique aussi aux érythroblastes incolores de Lowit, qui sont de minimes cellules à noyau arrondi et foncé, serti par une étroite bande de protoplasma grisâtre, arrondi ou anguleux. Ainsi est-on amené à ranger dans la même désignation les petits mononucléaires qui restent des cellules blanches à toutes les phases de leur évolution, les véritables lymphocytes en un mot, et les érythroblastes incolores qui sont destinés à devenir des cellules hémoglobinifères.

Peut-on discerner à quelque trait particulier le « lymphocyte » qui doit se développer en tant que cellule blanche, de celui qui est qualifié pour muer en cellule rouge?

Parmi les caractères différentiels donnés à ce sujet par Lowit, il en est un dont l'importance reste considérable. C'est la densité extrêmement marquée du noyau.

Toutefois on sera embarrassé pour différencier, sur les coupes, certaines érythroblastes incolores de Lowit au repos, de petits leucocytes en mitose, voire même de plasmazellen très foncées, ou de petites cellules blanches en dégénérescence. L'hésitation cesse quand les conditions expérimentales précitées déterminent la mise en activité des hématies nucléées du ganglion.

Alors se révèle la nature des érythroblastes.

TRANSFORMATION DES ERYTHROBLASTES INCOLORES
EN NORMOBLASTES

Les érythroblastes incolores prennent corps, par élargissement de la bordure protoplasmique qui revêt la conformation arrondie ou polygonale des globules rouges, tout en conservant la coloration grisâtre gris bleuâtre initiale [1].

A ce moment un observateur exercé distinguera nettement l'érythroblaste des autres variétés cellulaires et le classera parmi les normoblastes, bien qu'il en diffère par l'absence d'un caractère fondamental : l'affinité acidophile du protoplasma.

En effet le corps de la cellule ne possède pas encore d'hémoglobine décelable par les méthodes de coloration usuelles et c'est pourquoi il est basophile (orthobasophile).

Mais tous les intermédiaires existent entre ces érythroblastes à protoplasma basophile et des normoblastes à protoplasma *polychromatophile*. Ici le corps se teinte en violet rouge sous l'influence de l'éosine orange d'une part, du bleu de toluidine d'autre part. En effet l'hémoglobine apparaît dans le protoplasma basophile et allie sa teinte orangée rouge à la teinte bleuâtre primordiale, ce qui détermine la coloration mixte ou polychromatophile. (Askanazy, Gabritchewski, etc.).

A ce moment on peut appeler indifféremment l'hématie nucléée soit un érythroblaste polychromatophile, soit un normoblaste polychromatophile.

Finalement le normoblaste acquiert un protoplasma franchement acidophile par suite de l'élaboration croissante d'hémoglobine.

Or des deux colorants acides, éosine et orange, c'est le dernier qui se fixe avec le plus d'intensité sur la substance hémoglobinifère.

Le normoblaste *mur* sera orangeophile; il ne lui reste plus qu'à expulser son noyau pour devenir un globule rouge parfait (normoblastes orangeophiles d'Engel).

En terminant ce chapitre nous noterons les faits suivants :

Chez le lapin adulte la mise en évidence de la formation des hématies dans les ganglions est difficile à obtenir par le procédé des saignées répétées. Pour réaliser ce résultat dans les délais que nous avons signalés il faut soustraire au minimum une quantité de sang correspondant au dixième du poids total.

La poussée des hématies nucléées est peu marquée dans les ganglions, eu égard à celle qui se produit simultanément dans la moelle osseuse et dans la rate.

Enfin, pour des raisons qui nous échappent, il existe tous les intermédiaires entre les cas où la genèse des hématies est accentuée dans divers ganglions et ceux où elle reste rudimentaire dans ces organes alors que

---

1. Lowit a appelé cet élément érythroblaste incolore parce qu'il cherchait à distinguer les hématies nucléées d'après la présence ou l'absence de l'hémoglobine, substance acidophile. L'érythroblaste, en tant que hématie nucléée dépourvue d'hémoglobine, était, pour ses procédés de recherche, un élément de protoplasma incolore.

les conditions d'expérience sont identiques (âge et poids des animaux, race, soustractions sanguines, durée de l'expérience, nourriture, etc.).

SUR LA FORMATION DES GLOBULES ROUGES
PAR ÉVOLUTION DES PLAQUETTES ET MISE EN ACTIVITÉ
DES CELLULES VASO-FORMATIVES

Les ganglions renferment en grand nombre des plaquettes en hématoblastes de Hayem. Or M. Hayem admet que les organites en question se transforment en hématies en augmentant de taille et en se chargeant d'hémoglobine.

De plus les ganglions contiennent des cellules renfermant des hématies en proportions parfois considérables. Ces cellules sont conformées comme les macrophages, mais d'autre part, malgré leur forme arrondie, elles ont la plus grande analogie avec les cellules vaso-formatives de Ranvier, les cellules globuligènes de Renaut, les cellules souches de globules rouges de Schœffer, de Wissozki, de Luzet.

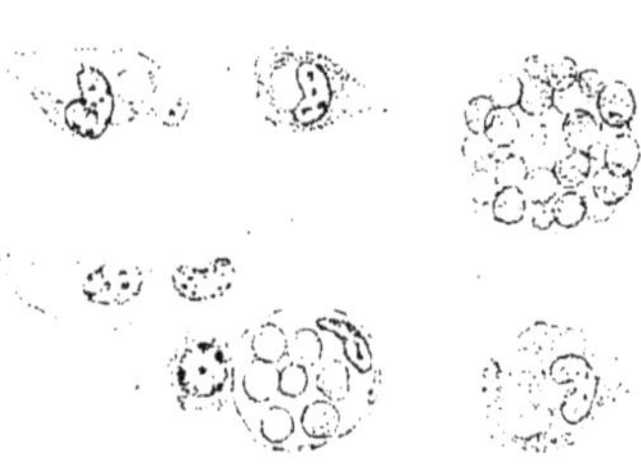

Fig. 7. — Cellules globulifères du ganglion.

En ce qui concerne les hématoblastes de Hayem je dirai que jusqu'ici je n'ai pas constaté d'une façon précise leur transformation en globules rouges. Cependant il est des hématies polychromatophiles (teintées à la fois par les couleurs acides et basiques en gris violet) dont la coloration se rapproche de celles des plaquettes ou hématoblastes de Hayem.

Quant aux cellules chargées de globules rouges elles restent un sujet de controverse. D'après certains auteurs elles élaborent les hématies, pour d'autres auteurs elles les détruisent (Metchnikoff, Kœppe, Gabbi, Masslow, Thomé, Schumacher).

Voici les faits plaidant en faveur de la première hypothèse :

a. Les cellules globulifères renferment fréquemment des hématies intactes.

b. Les hématies paraissent s'y former par élaboration d'une substance pâteuse, fluide, offrant les réactions tinctoriales de l'hémoglobine et se condensant dans le protoplasma.

c. Le nombre des cellules bourrées de globules rouges augmente dans les ganglions après saignée. C'est là un fait indiscutable et j'ai vu des cellules surchargées d'hématies apparaître dans les ganglions mésentériques du lapin en proportion prodigieuse après splénectomie et saignées répétées.

Les raisons à invoquer contre la formation endocellulaire des hématies sont les suivantes :

a. A côté d'hématies intactes, les cellules vaso-formatives en renferment qui sont altérées.

b. La présence d'hémoglobine à l'état pâteux dans les cellules « vaso-formatives » peut être attribuée à la fonte des globules rouges.

c. Ces cellules, qui sont bourrées d'hématies intactes et qui figurent en si grand nombre dans les ganglions des animaux saignés, contiennent parfois des globules blancs en désintégration.

En un mot, sans me prononcer au sujet de l'aptitude des cellules globulifères à élaborer des globules rouges, j'affirme qu'elles se comportent comme des macrophages, au moins à l'égard des leucocytes.

B. — Formation des polynucléaires granuleux.

Le ganglion peut être un foyer d'origine pour les polynucléaires granuleux amphophiles, éosinophiles et à type de mastzellen.

Nous nous occuperons en premier lieu de la genèse des polynucléaires ordinaires ou amphophiles.

ORIGINE DES POLYNUCLÉAIRES AMPHOPHILES

Les polynucléaires amphophiles procèdent du ganglion suivant un double mécanisme.

Les uns s'y développent de même façon que dans la moelle osseuse. Ils dérivent de myélocytes granuleux.

Les autres proviennent de mononucléaires du ganglion qui se transforment en polynucléaires sans présenter la conformation myélocytaire.

Évolution myélocitaire. — Des mononucléaires granuleux identiques aux myélocytes à granulations β de la moelle apparaissent dans la glande lymphatique.

Ils se transforment en polynucléaires de même façon que les myélocytes de la moelle.

Rappelons brièvement les caractères morphologiques et l'évolution de ces éléments figurés dans la moelle osseuse.

Ce sont des cellules de taille égale ou supérieure à celle d'un polynucléaire dont le corps est criblé de granulations amphophiles, dont le noyau arrondi inclut un ou

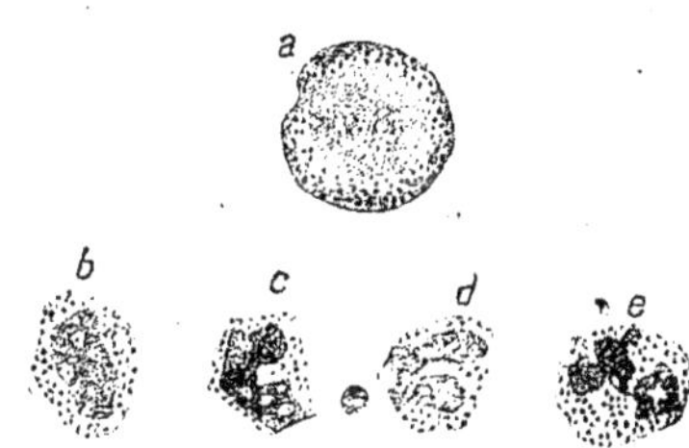

Fig. 8. — Évolution myélocytaire du polynucléaire ordinaire du lapin : *a.* Myélocyte à granulations *amphophiles.* (Sous l'influence de l'étalement se produisent des trous dans la substance des noyaux, trous à travers lesquels on aperçoit les granulations amphophiles). Cet élément par division directe ou indirecte donne naissance à un myélocyte amphophile plus petit, de la taille d'un polynucléaire ordinaire. Le noyau arrondi de ce dernier myélocyte va s'allonger, puis s'incurver, puis se découper incomplètement. Ainsi se formera le polynucléaire neutrophile ou amphophile (Ehrlich-Kurlow); *b.* Myélocyte amphophile de petite taille dont le noyau s'est aplati; *c, d, e.* Évolution successive vers le stade de leucocyte à noyau polymorphe ou polynucléaire.

deux grains de chromatine centraux reliés par une barre transversale.

Par quel mécanisme les myélocytes forment-ils des polynucléaires? Les myélocytes de grande taille donnent naissance par division directe ou indirecte à des myélocytes plus petits dont la taille est égale à celle des polynucléaires. Comment le petit myélocyte devient-il un polynucléaire?

Il incurve son noyau en formant un U dont les branches présentent ensuite des amincissements et des renflements alternativement disposés. Quant aux granulations, elles persistent, mais leur nombre semble diminuer. De plus, au prorata de leur vieillissement, leur affinité basique, qui l'emportait primitivement sur l'affinité acide, s'équilibre avec celle-ci ou lui devient inférieure. (Ehrlich.)

Ainsi se forme le polynucléaire à granulations β ou amphophiles.

Nous devons nous demander maintenant comment s'effectue le renouvellement de ces myélocytes. La perpétuité du groupe est assurée par un double mécanisme.

1° Les myélocytes se divisent par karyokinèse.

2° La formation de ces myélocytes est encore assurée dans la moelle osseuse par un autre processus. En effet, les myélocytes à granulations amphophiles dérivent de cellules spéciales, formes larvaires dépourvues de granulations myélocytes à protoplasma basophile et homogène.

Origine des myélocytes granuleux. — Ces myélocytes granuleux du ganglion dérivent, comme ceux de la moelle, de mononucléaires dépourvus de microsomes, mais aptes à les fabriquer, de myélocytes à protoplasma basophile et homogène. Quant à ces derniers éléments, ils procèdent des cellules germinatives de la glande lymphatique.

Certaines de ces cellules se transforment directement en myélocytes basophiles (auxquels elles ressemblent beaucoup, même à l'état normal) en accentuant légèrement l'affinité basophile de leur protoplasma.

D'autre part des lymphocytes acquièrent en grandissant un protoplasma basophile homogène, et la configuration de petits myélocytes basophiles, lesquels deviennent à leur tour des myélocytes basophiles ordinaires.

Il s'agit là d'une manifestation de cette évolution alternante en vertu de laquelle des lymphocytes, qui sont les produits de division ultime des cellules germinatives, récupèrent par développement progressif une conformation identique à celle des éléments générateurs.

On peut trouver dans les ganglions des lapins anémiés de petits îlots comprenant de 10 à 20 myélocytes granuleux à la coupe.

Mais la formation des polynucléaires ordinaires par l'évolution myélocytaire y est rare. Si le ganglion élabore ces éléments c'est surtout par la mise en activité de lymphocytes qui deviennent des polynucléaires sans passer par le stade myélocytaire.

Évolution lymphocytaire directe. — Le processus histologique dont nous allons parler se passe essentiellement en dehors du ganglion. Il consiste en la transformation directe de certains mononucléaires du sang en polynucléaires ordinaires.

Les mononucléaires sont ceux dont le protoplasma est plus ou moins basophile et le noyau foncé.

Tantôt ce noyau bourgeonne, tantôt il se fissure, tantôt il s'incurve, puis s'étrangle. Quel que soit le processus en vertu duquel il change de forme, il devient identique quant à sa configuration au noyau du polynucléaire ordinaire. Il n'a pas à rénover sa structure pour lui être identifié, car sa chromatine et ses grains de chromatine ont d'emblée la même densité, les mêmes affinités tinctoriales que ceux du polynucléaire adulte.

La seule modification consiste en une ordination nouvelle des grains chromatiniens qui se placent en série linéaire quand le noyau arrondi devient un noyau incurvé et lobé.

D'autre part, au moment où se produit la transformation du noyau arrondi en noyau lobulé, les granulations amphophiles se montrent dans une portion du protoplasma basophile d'abord, dans sa totalité ensuite.

Est-il besoin d'insister sur les différences qui séparent un tel processus évolutif de celui que nous avons décrit en parlant de l'origine myélocytaire du polynucléaire ordinaire?

Dans les deux cas cependant, les polynucléaires neutrophiles se montrent originellement sous forme de minuscules mononucléaires que l'on appellera, suivant la prédilection que l'on aura pour telle ou telle dénomination, soit des cellules embryonnaires, soit des lymphocytes.

Mais dans le premier cas, la cellule embryonnaire primordiale deviendra d'abord un myélocyte basophile. Elle acquerra un protoplasma basophile homogène, un noyau grand et clair à grains de

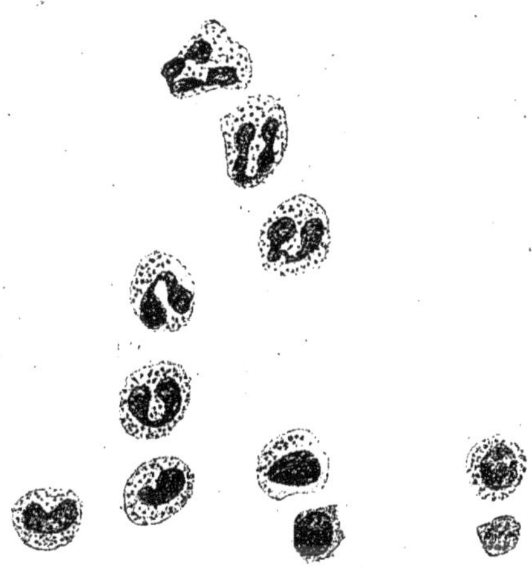

Fig. 9. — Origine lymphocytaire du polynucléaire ordinaire du sang du lapin. (Everard, Demour et Massart ont décrit la transformation des mononucléaires dépourvus de granulations du lapin en polynucléaires granuleux. *Ann. Inst. Pasteur*, 1893.) J'ai contrôlé l'interprétation exacte de ces auteurs par l'emploi d'une méthode de recherches plus précise que celle dont ils disposaient.

chromatine centraux. Puis dans la sertissure protoplasmique basophile se différencieront les granulations spécifiques. Alors le noyau est encore grand, clair. Bien plus, cette cellule pourra se reproduire en tant que myélocyte granuleux sans muer en polynucléaire. Finalement le noyau se rétractera. La charpente chromatinienne se condensera, ses nucléoles se multiplieront, enfin la cellule deviendra le leucocyte à noyau polymorphe ordinaire. Ainsi une cellule embryonnaire se sera-t-elle transformée en un polynucléaire suivant un processus compliqué dont le *passage à l'état de myélocyte représente une des étapes d'évolution*. Dans le deuxième cas (*évolution lymphocytaire*), la cellule embryonnaire aura d'emblée un noyau à structure dense. A peine aura-t-elle atteint les dimensions du polynucléaire que nous discernerons dans son noyau des caractères par lesquels la texture de celui-ci s'identifie à la texture du noyau polynucléaire ordinaire.

Que ce noyau subisse une des transformations très simples dont nous avons parlé, que le corps de la cellule forme en même temps des granulations amphophiles, et ce mononucléaire de la série lymphogène sera devenu un polynucléaire à granulations amphophiles.

Alors un lymphocyte se sera transformé en un polynucléaire ordinaire suivant un processus très simple et *sans passer par l'état myélocytaire* [1].

LES POLYNUCLÉAIRES ÉOSINOPHILES

Des polynucléaires éosinophiles se forment dans le ganglion suivant les deux processus que nous avons signalés.

Mais dans les conditions expérimentales où nous nous sommes placés la mise en évidence des myélocytes éosinophiles est des plus difficiles à obtenir. Cette recherche est désespérante en raison de la rareté de ces éléments.

L'évolution lymphocytaire des éosinophiles est plus facile à déceler et ne saurait laisser de doute. Elle est calquée sur celle des amphophiles. Nous l'avons suivie non pas dans le milieu sanguin mais dans le tissu du ganglion [2].

POLYNUCLÉAIRES A TYPE DE MASTZELLEN

Nous avons constaté la transformation de mononucléaires du sang de la série lymphogène en mastzellen.

Ces mononucléaires avant leur différenciation en polynucléaires granuleux ne sont pas tout à fait comparables à ceux qui se transforment en polynucléaires à granulations amphophiles, car leur noyau est plus largement étalé.

** **

Cette néoformation en dehors de la moelle des os des éléments figurés, dont cet organe est le foyer d'origine essentiel, correspond au processus histologique que j'ai appelé transformation myéloïde. Il consiste en l'apparition des cellules propres du tissu myéloïde de la moelle rouge (hématies nuclées, mégacaryocytes, myélocytes) dans des organes autres que la moelle des os.

Si l'on étudie dans leur ensemble les réactions des tissus lymphoïde et myéloïde des lapins adultes anémiés par saignées répétées, on pourra généralement en dresser le tableau suivant :

TISSU LYMPHOIDE

Réaction intense dans les ganglions, les plaques de Peyer, la rate.	Réaction minime dans la moelle osseuse.

1. Le processus est difficilement mis en évidence dans le sang des lapins saignés, il est des plus net au cours des polynucléoses d'origine infectieuse.

2. M. Delamare admet la possibilité d'une transformation de certains des lymphocytes en polynucléaires éosinophiles.

TISSU MYÉLOIDE

La réaction myéloïde est toujours intense dans la rate et se manifeste d'une façon non moins évidente dans ces *rates accessoires* qui se développent fréquemment dans le tissu interstitiel du pancréas. Elle est régulièrement rudimentaire dans les ganglions et les plaques de Peyer. Quand elle est nettement marquée dans ces organes elle peut être complète dans les plaques de Peyer et incomplète dans les ganglions.

Réaction toujours présente, complète et massive dans la moelle.

Nous ignorons les raisons pour lesquelles les réactions des ganglions et des plaques de Peyer sont si variables chez des animaux de même âge soumis à des conditions expérimentales identiques. Elles se ramènent peut-être à l'influence de certains des parasites dont sont communément infestés les lapins domestiques.

Dans un autre travail destiné à figurer parmi les Monographies, nous mettrons en évidence l'importance du rôle joué par l'infection dans la formation des hématies et des polynucléaires granuleux aux dépens des cellules propres du tissu lymphoïde.

Traité d'Anatomie Humaine

PUBLIÉ SOUS LA DIRECTION DE

P. POIRIER   et   A. CHARPY

Professeur agrégé à la Faculté
de médecine de Paris
Chirurgien des hôpitaux

Professeur d'anatomie
à la Faculté de médecine
de Toulouse

AVEC LA COLLABORATION DE

O. AMOËDO — A. BRANCA — CANNIEU — B. CUNÉO — Paul DELBET
P. FREDET — GLANTENAY — GOSSET — P. JACQUES
TH. JONNESCO — E. LAGUESSE — L. MANOUVRIER — A. NICOLAS
P. NOBÉCOURT — O. PASTEAU — M. PICOU — A. PRENANT
H. RIEFFEL — CH. SIMON — A. SOULIÉ

5 vol. grand in-8° avec figures noires et en couleurs

ÉTAT DE LA PUBLICATION (Mai 1902)

Tome I. — **Embryologie.** Notions d'embryologie. **Ostéologie.** Considérations générales. Des membres. Squelette du tronc. Squelette de la tête. **Arthrologie.** Développement des articulations. Structure. Articulations des membres. Articulations du tronc. Articulations de la tête. (*Deuxième édition, entièrement refondue*). *Un volume grand in-8°, avec* 807 *figures*. . . . . **20** fr.

Tome II. — 1er Fascicule : **Myologie.** Embryologie. Histologie. Peauciers et aponévroses. (*Deuxième édition, entièrement refondue*). *Un volume grand in-8°, avec* 331 *figures*. . **12** fr.

2e Fascicule : **Angéiologie.** (Cœur et Artères.) Histologie. (*Deuxième édition, entièrement refondue*). *Un volume grand in-8°, avec* 150 *figures*. . . . . **8** fr.

3e Fascicule : **Angéiologie.** Capillaires. Veines. *Un volume grand in-8°, avec* 75 *figures.* **6** fr.

4e Fascicule : **Les Lymphatiques.** (Pour paraître en Mai 1902.)

Tome III. — 1er Fascicule : **Système nerveux.** Méninges. Moelle. Encéphale. Embryologie. Histologie. (*Deuxième édition, entièrement refondue.*) *Un volume grand in-8°, avec* 265 *figures.* . . . . **10** fr.

2e Fascicule : **Système nerveux.** Encéphale. (*Deuxième édition, entièrement refondue*). *Un volume grand in-8°, avec* 131 *figures.* **10** fr.

3e Fascicule : **Système nerveux.** Les Nerfs. Nerfs crâniens. Nerfs rachidiens. *Un volume grand in-8°, avec* 205 *figures.*. . . . . **12** fr.

Tome IV. — 1er Fascicule : **Tube digestif.** Développement. Bouche. Pharynx. Œsophage. Estomac. Intestins. (*Deuxième édition, entièrement refondue*). *Un volume grand in-8°, avec* 201 *figures.* . . . . **12** fr.

2e Fascicule : **Appareil respiratoire.** Larynx. Trachée. Poumons. Plèvre. Thyroïde. Thymus. *Un volume grand in-8°, avec* 121 *figures.* . . . . **6** fr.

3e Fascicule : **Annexes du tube digestif.** Dents. Glandes salivaires. Foie. Voies biliaires. Pancréas. Rate. **Péritoine.** *Un volume grand in-8° avec* 361 *figures en noir et en couleurs.* . . . . **16** fr.

Tome V. — 1er Fascicule : **Organes génitaux-urinaires.** *Un volume grand in-8, avec* 431 *figures.* . . . . **20** fr.

2e Fascicule : **Les Organes des sens.** (Sous presse.)

Précis
d'Obstétrique

PAR MM.

A. RIBEMONT-DESSAIGNES   G. LEPAGE

Agrégé de la Faculté de médecine
Accoucheur de l'hôpital Beaujon
Membre de l'Académie de médecine

Professeur agrégé
à la Faculté de médecine de Paris
Accoucheur de l'hôpital de la Pitié

CINQUIÈME ÉDITION

AVEC 590 FIGURES DANS LE TEXTE DESSINÉES PAR M. **RIBEMONT-DESSAIGNES**
1 vol. grand in-8° de XXVII-1405 pages, relié toile. . **30** fr.

Cet ouvrage est appelé à rendre de grands services, non seulement à l'étudiant qui prépare ses examens, mais aussi au praticien, abandonné qu'il est, la plupart du temps, au milieu des multiples difficultés de la clinique, et avec une instruction pratique souvent insuffisante.... Ce précis est donc le résumé très complet et très clair de l'art des accouchements; il est pratique pour le clinicien et l'étudiant, en même temps qu'intéressant pour le savant, et les auteurs seront récompensés de leur travail considérable par le succès qui les attend.   (*Revue de chirurgie.*)

Traité
de Physiologie

PAR

J.-P. MORAT
PROFESSEUR A L'UNIVERSITÉ DE LYON

Maurice DOYON
PROFESSEUR AGRÉGÉ A LA FACULTÉ DE MÉDECINE DE LYON

5 volumes grand in-8°, avec figures dans le texte. En souscription. **50 fr.**

I. — **Fonctions élémentaires.** — Prolégomènes. — Nutrition en général. — Physiologie des tissus en particulier (moins le système nerveux).

II. — **Fonctions d'innervation et du milieu intérieur.** — Système nerveux. — Sang; lymphe; liquides interstitiels.

III. — **Fonctions de nutrition.** — Circulation; calorification.

IV. — **Fonctions de nutrition** (suite). — Digestion; respiration; excrétion.

V. — **Fonctions de relation.** — Sens. — Langage; expression; locomotion. **Fonctions de reproduction**, à l'exception du développement embryologique.

Mai 1902. **Volumes publiés :**

III. — **Fonctions de nutrition.** — Circulation, par M. DOYON; Calorification, par J.-P. MORAT.

1 vol. grand in-8°, avec 173 figures noires et en couleurs . . . . . . **12 fr.**

IV. — **Fonctions de nutrition** (*suite et fin*). — Respiration; excrétion, par J.-P. MORAT; Digestion; absorption, par M. DOYON.

1 vol. grand in-8°, avec 167 figures en noir et en couleurs. . . . . . **12 fr.**

Sous presse : Tome II

Traité de Gynécologie
Clinique et Opératoire

Par le Dr Samuel POZZI

Professeur agrégé à la Faculté de médecine, Chirurgien de l'hôpital Broca,
Membre de l'Académie de médecine

TROISIÈME ÉDITION, REVUE ET AUGMENTÉE

1 vol. in-8° de XXII-1270 pages, avec 628 fig. dans le texte. Relié toile. . **30 fr.**

Je n'ai pas à faire l'éloge de ce traité qui, traduit en allemand, en anglais, en espagnol, en italien et en russe, a fait connaître la gynécologie française au monde entier. La troisième édition aura tout le succès des deux premières, si rapidement épuisées, parce que, comme ses sœurs aînées, elle a le mérite de contenir et de mettre au point les découvertes les plus récentes, sans rien négliger des acquisitions antérieures de la science gynécologique.

E. BONNAIRE (*Presse médicale*).

CHARCOT — BOUCHARD — BRISSAUD

BABINSKI — BALLET — P. BLOCQ — BOIX — BRAULT — CHANTEMESSE — CHARRIN
CHAUFFARD — COURTOIS-SUFFIT — DUTIL — GILBERT — GUIGNARD — L. GUINON
GEORGES GUINON — HALLION — LAMY — LE GENDRE — MARFAN
MARIE — MATHIEU — NETTER — ŒTTINGER — ANDRÉ PETIT
RICHARDIÈRE — ROGER — RUAULT — SOUQUES — THOINOT
THIBIERGE — FERNAND WIDAL

TRAITÉ DE MÉDECINE

DEUXIÈME ÉDITION
(Entièrement refondue)

PUBLIÉE SOUS LA DIRECTION DE MM.

BOUCHARD	**BRISSAUD**
Professeur à la Faculté de médecine de Paris Membre de l'Institut.	Professeur à la Faculté de médecine de Paris Médecin de l'hôpital St-Antoine.

10 volumes grand in-8°, avec figures dans le texte

En Souscription (Mai 1902). . . . . **150** francs

---

TOME Iᵉʳ. — 1 vol. grand in-8° de 845 pages, avec figures dans le texte : 16 fr.

Les bactéries, par L. GUIGNARD, membre de l'Institut et de l'Académie de médecine, professeur à l'Ecole de Pharmacie de Paris. — *Pathologie générale infectieuse*, par A. CHARRIN, professeur remplaçant au Collège de France, directeur du Laboratoire de médecine expérimentale (Hautes Etudes), médecin des hôpitaux. — *Troubles et maladies de la nutrition*, par PAUL LEGENDRE, médecin de l'hôpital Tenon. — *Maladies infectieuses communes à l'homme et aux animaux*, par G.-H. ROGER, professeur agrégé, médecin de l'hôpital de la Porte d'Aubervilliers.

TOME II. — 1 vol. grand in-8° de 896 pages, avec figures dans le texte : 16 fr.

Fièvre typhoïde, par A. CHANTEMESSE, professeur à la Faculté de médecine, médecin des hôpitaux de Paris. — *Maladies infectieuses*, par F. WIDAL, professeur agrégé, médecin des hôpitaux de Paris. — *Typhus exanthématique*, par L.-H. THOINOT, professeur agrégé, médecin des hôpitaux de Paris. — *Fièvres éruptives*, par L. GUINON, médecin des hôpitaux de Paris. — *Erysipèle*, par E. BOIX, chef de laboratoire à la Faculté. — *Diphtérie*, par A. RUAULT. — *Rhumatisme articulaire aigu*, par ŒTTINGER, médecin des hôpitaux de Paris. — *Scorbut*, par TOLLEMER, chef de laboratoire à la Faculté.

TOME III. — 1 vol. grand in-8° de 702 pages, avec figures dans le texte : 16 fr.

Maladies cutanées, par G. THIBIERGE, médecin de l'hôpital de la Pitié. — *Maladies vénériennes*, par G. THIBIERGE. — *Maladies du sang*, par A. GILBERT, professeur agrégé, médecin des hôpitaux de Paris. — *Intoxications*, par H. RICHARDIÈRE, médecin des hôpitaux de Paris.

TOME IV. — 1 vol. grand in-8° de 680 pages, avec figures dans le texte : 16 fr.

Maladies de l'estomac, par A. MATHIEU, médecin de l'hôpital Andral. — *Maladies du pancréas*, par A. MATHIEU. — *Maladies de l'intestin*, par

Courtois-Suffit, médecin des hôpitaux de Paris. — *Maladies du péritoine*, par Courtois-Suffit. — *Maladies de la bouche et du pharynx*, par A. Ruault, médecin honoraire de la Clinique laryngologique de l'Institution nationale des Sourds-Muets.

TOME V. — 1 vol. grand in-8° de 944 pages, avec figures en noir et en couleurs dans le texte : **18** fr.

Maladies du foie et des voies biliaires, par A. Chauffard, professeur agrégé, médecin des hôpitaux. — *Maladies du rein et des capsules surrénales*, par A. Brault, médecin de l'hôpital Lariboisière. — *Pathologie des organes hématopoétiques et des glandes vasculaires sanguines, moelle osseuse, rate, ganglions, thyroïde, thymus*, par G.-H. Roger, professeur agrégé, médecin des hôpitaux.

TOME VI. — 1 vol. grand in-8° de 612 pages, avec figures dans le texte : **14** fr.

Maladies du nez et du larynx, par A. Ruault. — *Asthme*, par E. Brissaud, professeur à la Faculté de médecine de Paris, médecin de l'hôpital Saint-Antoine. — *Coqueluche*, par P. Le Gendre, médecin des hôpitaux. — *Maladies des bronches*, par A.-B. Marfan, professeur agrégé à la Faculté de médecine de Paris, médecin des hôpitaux. — *Troubles de la circulation pulmonaire*, par A.-B. Marfan. — *Maladies aiguës du poumon*, par Netter, professeur agrégé à la Faculté de médecine de Paris, médecin des hôpitaux.

TOME VII. — 1 vol. grand in-8° de 550 pages, avec figures dans le texte : **14** fr.

Maladies chroniques du poumon par A.-B. Marfan, professeur agrégé à la Faculté de médecine de Paris, médecin des hôpitaux. — *Phtisie pulmonaire*, par A.-B. Marfan. — *Maladies de la plèvre*, par Netter, professeur agrégé à la Faculté de médecine de Paris, médecin des hôpitaux. — *Maladies du médiastin*, par A.-B. Marfan.

TOME VIII. — 1 vol. grand in-8° de 580 pages, avec figures dans le texte : **14** fr.

Maladies du cœur, par M. André Petit, médecin des hôpitaux. — *Maladies des vaisseaux sanguins*, par W. Œttinger, médecin des hôpitaux.

Sous Presse : TOMES IX et X (Maladies du système nerveux).

Traité

DES

Maladies de l'Enfance

PUBLIÉ SOUS LA DIRECTION DE MM.

J. GRANCHER
PROFESSEUR A LA FACULTÉ DE MÉDECINE DE PARIS
MEMBRE DE L'ACADÉMIE DE MÉDECINE, MÉDECIN DE L'HÔPITAL DES ENFANTS-MALADES

J. COMBY   A.-B. MARFAN
MÉDECIN DE L'HÔPITAL DES ENFANTS-MALADES   AGRÉGÉ, MÉDECIN DES HÔPITAUX

5 forts volumes grand in-8°, avec figures dans le texte . . . . . . **90** francs

Les 5 volumes se vendent séparément :
Tome I, **18** fr. Tome II, **18** fr. Tome III, **20** fr. Tome IV, **18** fr. Tome V, **18** fr.

Traité de
Pathologie générale

PUBLIÉ PAR

CH. BOUCHARD
MEMBRE DE L'INSTITUT
PROFESSEUR DE PATHOLOGIE GÉNÉRALE A LA FACULTÉ DE MÉDECINE DE PARIS

SECRÉTAIRE DE LA RÉDACTION

G.-H. ROGER
Professeur agrégé à la Faculté de médecine de Paris, Médecin des hôpitaux.

COLLABORATEURS :

MM. Arnozan — D'Arsonval — Benni — R. Blanchard — Boulay — Bourcy — Brun — Cadiot — Chabrié — Chantemesse — Charrin — Chauffard — Courmont — Dejerine — Pierre Delbet — Devic — Ducamp — Mathias Duval — Féré — Frémy — Gaucher — Gilbert — Gley — Guignard — Louis Guinon — J.-F. Guyon — Hallé — Hénocque — Hugounenq — Lambling — Landouzy — Laveran — Lebreton — Le Gendre — Lejars — Le Noir — Lermoyez — Letulle — Lubet-Barbon — Marfan — Mayor — Menetrier — Netter — Pierret — G.-H. Roger — Gabriel Roux — Ruffer — Raymond Tripier — Vuillemin — Fernand Widal.

6 volumes grand in-8°, avec figures dans le texte.

Prix en souscription, jusqu'à la publication du tome VI. . . . . **120** fr.

TOME I
1 vol. grand in-8° de 1018 pages avec figures dans le texte : **18** fr.

Introduction à l'étude de la pathologie générale. — Pathologie comparée de l'homme et des animaux. — Considérations générales sur les maladies des végétaux. — Pathogénie générale de l'embryon. Tératogénie. — L'hérédité et la pathologie générale. — Prédisposition et immunité. — La fatigue et le surmenage. — Les Agents mécaniques. — Les Agents physiques. Chaleur. Froid. Lumière. Pression atmosphérique. Son. — Les Agents physiques. L'énergie électrique et la matière vivante. — Les Agents chimiques. Les caustiques. — Les intoxications.

TOME II
1 vol. grand in-8° de 940 pages avec figures dans le texte : **18** fr.

L'Infection. — Notions générales de morphologie bactériologique. — Notions de chimie bactériologique. — Les microbes pathogènes. — Le sol, l'eau et l'air, agents des maladies infectieuses. — Des maladies épidémiques. — Sur les parasites des tumeurs épithéliales malignes. — Les parasites.

TOME III

1 vol. in-8° de 1400 pages, avec figures dans le texte,
publié en deux fascicules : **28** francs.

Fasc. I. — Notions générales sur la nutrition à l'état normal. — Les troubles préalables de la nutrition. — Les réactions nerveuses. — Les processus pathogéniques de deuxième ordre.

Fasc. II. — Considérations préliminaires sur la physiologie et l'anatomie pathologiques. — De la fièvre. — L'hypothermie. — Mécanisme physiologique des troubles vasculaires. — Les désordres de la circulation dans les maladies. — Thrombose et embolie. — De l'inflammation. — Anatomie pathologique générale des lésions inflammatoires. — Les altérations anatomiques non inflammatoires. — Les tumeurs.

TOME IV

1 vol. in-8° de 719 pages avec figures dans le texte : **16** fr.

Évolution des maladies. — Sémiologie du sang. — Spectroscopie du sang. Sémiologie. — Sémiologie du cœur et des vaisseaux. — Sémiologie du nez et du pharynx nasal. — Sémiologie du larynx. — Sémiologie des voies respiratoires. — Sémiologie générale du tube digestif.

TOME V

1 fort vol. de 1180 pages in-8°, avec nombreuses figures dans le texte : **28** fr.

Sémiologie du foie. — Pancréas. — Analyse chimique des urines. — Analyse microscopique des urines (Histo-bactériologie). — Le rein, l'urine et l'organisme. — Sémiologie des organes génitaux. — Sémiologie du système nerveux.

TOME VI

1 vol. in-8° avec figures dans le texte. (*Pour paraître en mai 1902*).

Les troubles de l'intelligence. — Sémiologie de la peau. — Sémiologie de l'appareil visuel. — Sémiologie de l'appareil auditif. — Considérations générales sur le diagnostic et le pronostic. — Diagnostic des maladies infectieuses par les méthodes de laboratoire. — Cyto-diagnostic des épanchements séro-fibrineux. — Ponction lombaire. — Applications cliniques de la cryoscopie. — De l'élimination provoquée comme méthode de diagnostic. — Les rayons de Rœntgen et leurs applications médicales. — Thérapeutique générale. — Hygiène.

COLLECTION DE PLANCHES MURALES

DESTINÉES A

L'ENSEIGNEMENT DE LA BACTÉRIOLOGIE

PUBLIÉE PAR

L'INSTITUT PASTEUR DE PARIS

La collection comprend actuellement 65 planches du format 80×62 centimètres, tirées sur papier toile très fort et munies d'œillets permettant de les suspendre sur deux pitons. La collection entière est réunie dans un carton disposé spécialement à cet effet.
(Elle est accompagnée d'un texte explicatif rédigé en trois langues : français, allemand, anglais.)

Prix de la collection : **250 francs** (port en sus).

(Les planches ne sont pas vendues séparément.)

TRAITÉ DE CHIRURGIE

Publié sous la direction

DE MM.

Simon DUPLAY

Professeur de clinique chirurgicale à la Faculté
de médecine de Paris
Chirurgien de l'Hôtel-Dieu
Membre de l'Académie de médecine.

Paul RECLUS

Professeur agrégé à la Faculté de médecine de Paris
Secrétaire général de la Société de Chirurgie
Chirurgien des hôpitaux
Membre de l'Académie de médecine.

PAR MM.

**BERGER — BROCA — PIERRE DELBET — DELENS — DEMOULIN
J.-L. FAURE — FORGUE — GÉRARD-MARCHANT — HARTMANN — HEYDENREICH
JALAGUIER — KIRMISSON — LAGRANGE — LEJARS
MICHAUX — NÉLATON — PEYROT — PONCET — QUÉNU — RICARD
RIEFFEL — SEGOND — TUFFIER — WALTHER**

DEUXIÈME ÉDITION, ENTIÈREMENT REFONDUE

8 forts volumes grand in-8°, avec nombreuses figures dans le texte. . . **150** fr.

TOME PREMIER. 1 fort vol. de 912 pages, avec 218 figures . . **18** fr.

Reclus. Inflammations. — Traumatismes. —
Maladies virulentes.
Quénu. Des Tumeurs.

Broca. Peau et tissu cellulaire sous-cutané.
Lejars. Lymphatiques, muscles, synoviales
tendineuses et bourses séreuses.

TOME II. 1 fort vol. de 996 pages, avec 361 figures. . . . . . **18** fr.

Lejars. Nerfs.
Michaux. Artères.
Quénu. Maladies des veines.

Ricard et Demoulin. Lésions traumatiques
des os.
Poncet. Affections non traumatiques des os.

TOME III. 1 fort vol. de 940 pages, avec 285 figures. . . . . . **18** fr.

Nélaton. Traumatismes, entorses, luxations,
plaies articulaires.
Lagrange. Arthrites infectieuses et inflammatoires.

Quénu. Arthropathies. Arthrites sèches. Corps
étrangers articulaires.
Gérard-Marchant. Maladies du crâne.
Kirmisson. Maladies du rachis.
Simon Duplay. Oreilles et Annexes.

TOME IV. 1 fort vol. de 896 pages, avec 354 figures. . . . . **18** fr.

Delens. Œil et annexes.
Gérard-Marchant. Nez, fosses nasales, pharynx nasal et sinus.

Heydenreich. Mâchoires.

TOME V. 1 fort vol. de 948 pages, avec 187 figures. . . . . . **20** fr.

Broca. Vices de développement de la face et
du cou. Face, lèvres, cavité buccale, gen-
cives, langue, palais et pharynx.
Hartmann. Plancher buccal, glandes salivaires,
œsophage et larynx.

Broca. Corps thyroïde.
Walther. Maladies du cou.
Peyrot. Poitrine.
Delbet. Mamelle.

TOME VI. 1 fort vol. de 1127 pages, avec 218 figures. . . . . . **20** fr.

Michaux. Parois de l'abdomen.
Berger. Hernies.
Jalaguier. Contusions et plaies de l'abdomen.
Lésions traumatiques et corps étrangers de
l'estomac et de l'intestin.
Hartmann. Estomac.

Jalaguier. Occlusion intestinale. Péritonites.
Appendicite.
Faure et Rieffel. Rectum et Anus.
Quénu. Mésentère. Rate. Pancréas.
Segond. Foie.

TOME VII. 1 fort vol. de 1272 pages, avec 297 figures dans le texte. **25** fr.

Walther. Bassin.
Rieffel. Affections congénitales de la région
sacro-coccygienne.

Tuffier. Rein. Vessie. Uretères. Capsules sur-
rénales.
Forgue. Urèthre et prostate.
Reclus. Organes génitaux de l'homme.

TOME VIII. 1 fort vol. de 971 pages, avec 163 figures dans le texte. **20** fr.

Michaux. Vulve et Vagin.
Pierre Delbet. Maladies de l'utérus.

Segond. Annexes de l'utérus, ovaires, trompes,
ligaments larges, péritoine pelvien.
Kirmisson. Maladies des membres.

TABLE ALPHABÉTIQUE des 8 volumes du *Traité de Chirurgie.*

Traité de Microbiologie

Par E. DUCLAUX

Membre de l'Institut, Directeur de l'Institut Pasteur, Professeur à la Sorbonne
et à l'Institut agronomique.

TOME I. — MICROBIOLOGIE GÉNÉRALE
TOME II. — DIASTASES, TOXINES ET VENINS
TOME III. — FERMENTATION ALCOOLIQUE
TOME IV. — FERMENTATIONS VARIÉES
DES DIVERSES SUBSTANCES TERNAIRES

Chaque volume grand in-8°, avec figures dans le texte. **15** fr.

Le *Traité de Microbiologie* formera 7 volumes qui paraîtront successivement.

Divisions de l'Ouvrage. — Tome V. Fermentations diverses des substances azotées. — Tome VI.
Applications industrielles et agricoles. — Tome VII. Applications physiologiques.

Traité élémentaire
de Clinique Thérapeutique

Par le Dr Gaston LYON

Ancien chef de clinique médicale à la Faculté de médecine de Paris

Quatrième édition revue et augmentée. 1 vol. gr. in-8° de 1540 pages. Relié peau. **25** fr.

LES MALADIES INFECTIEUSES

Par G.-H. ROGER

Professeur agrégé à la Faculté de médecine de Paris
Médecin de l'Hôpital de la porte d'Aubervilliers, Membre de la Société de Biologie

1 vol. in-8 de 1520 pages publié en 2 fascicules avec figures dans le texte. **28** fr.

Appuyé sur plus de dix mille observations personnelles, l'auteur a essayé de faire
marcher de front l'étude clinique et l'étude expérimentale, tout en subordonnant
constamment la seconde à la première et en n'oubliant jamais que les recherches de
laboratoire ont pour but de compléter et d'expliquer l'observation clinique et de
fournir au thérapeute les renseignements indispensables aux applications pratiques.

Traité de Chirurgie d'urgence

Par Félix LEJARS

Professeur agrégé à la Faculté de médecine de Paris,
Chirurgien de l'Hôpital Tenon, membre de la Société de Chirurgie.

TROISIÈME ÉDITION, REVUE ET AUGMENTÉE

1 volume grand in-8° de 1005 pages, avec 751 figures, dont 351 dessinées
d'après nature par le Dr E. DALEINE, et 172 photographies originales, relié
toile. . . . . **25** fr.

Cette édition a été entièrement revue, plusieurs chapitres ont été l'objet de transformations ou d'additions importantes, d'autres sont entièrement nouveaux. Nous ci-
terons parmi ceux-ci : la *gastrostomie d'urgence*; — les *abcès de l'abdomen, abcès de la
paroi abdominale, du foie, de la région sous-phrénique, abcès périnéphrétiques, abcès
hypogastriques*; — le *prolapsus rectal irréductible ou étranglé*; la *hernie diaphragma-
tique*; les *luxations de la clavicule*; — les *fractures du maxillaire inférieur et de la
colonne vertébrale*; — les *arthrotomies d'urgence*; — les *interventions d'urgence dans
l'ostéomyélite aiguë.* Enfin plus de 100 figures ou photographies nouvelles sont venues
enrichir l'illustration déjà hors de pair qui fait de ce volume un véritable album.

Les Maladies du cuir chevelu. I. *Maladies*

séborrhéiques. Séborrhée, Acnés, Calvitie, par le Dʳ R. **SABOURAUD**, chef du laboratoire de la Ville de Paris à l'hôpital Saint-Louis, membre de la Société de Dermatologie. 1 volume in-8°, avec 91 figures dans le texte, dont 40 aquarelles en couleurs. . . . . . . **10** fr.

Manuel de Pathologie externe, par MM. **RECLUS**,

KIRMISSON, PEYROT, BOUILLY, professeurs agrégés à la Faculté de médecine de Paris, chirurgiens des hôpitaux. Edition complète illustrée de 720 figures. 4 volumes in-8°. . . . . **40** fr.

Chaque volume est vendu séparément. . . . . **10** fr.

Manuel pratique du Traitement de la Diphtérie. *Sérothérapie, Tubage, Trachéotomie*, par

M. **DEGUY**, ancien interne des Hôpitaux, chef du Laboratoire de la Faculté à l'hôpital des Enfants (Service de la diphtérie) et **Benjamin WEILL**, interne des hôpitaux, moniteur de tubage et de trachéotomie de la Faculté à l'hôpital des Enfants-Malades. Introduction par **A.-B. MARFAN**, professeur agrégé à la Faculté, Médecin de l'hôpital des Enfants-Malades. 1 volume in-8° broché, avec figures et photographies dans le texte. . . . . **6** fr.

Précis d'Histologie, par Mathias **DUVAL**, professeur

d'histologie à la Faculté de médecine de Paris, membre de l'Académie de médecine. *Deuxième édition, revue et augmentée.* 1 fort volume grand in-8° de 1020 pages, avec 427 figures dans le texte. . **18** fr.

Précis de Manuel opératoire, par L.-H.

FARABEUF, professeur à la Faculté de médecine de Paris, membre de l'Académie de médecine. *Nouvelle édition.* 1 volume in-8°, avec 799 figures dans le texte. . . . . **16** fr.

Leçons cliniques de Chirurgie infantile,

par **A. BROCA**, chirurgien de l'Hôpital Tenon (Enfants-Malades), professeur agrégé à la Faculté de Médecine de Paris. 1 volume in-8° broché, avec 75 figures dans le texte et 6 planches hors texte en photocollographie. . . . . **10** fr.

Traité d'Hygiène, par A. **PROUST**, professeur d'hygiène

de la Faculté de médecine de l'Université de Paris, médecin honoraire de l'Hôtel-Dieu, membre de l'Académie de médecine, du Comité consultatif d'hygiène publique de France, inspecteur général des Services sanitaires. *Troisième édition, revue et considérablement augmentée*, avec la collaboration de **A. NETTER**, professeur agrégé à la Faculté de médecine, membre du Comité consultatif d'hygiène publique de France et **H. BOURGES**, chef du laboratoire d'hygiène à la Faculté de médecine, auditeur au Comité consultatif d'hygiène publique de France. Ouvrage couronné par l'Institut et la Faculté de médecine. 1 volume in-8°, avec figures et cartes dans le texte, publié en 2 fascicules. En souscription. . . . . **18** fr.

Bibliothèque Diamant

DES

Sciences médicales et biologiques

Cette Collection est publiée dans le format in-16 raisin, avec nombreuses figures dans le texte, cartonnage à l'anglaise, tranches rouges.

DERNIERS VOLUMES PUBLIÉS

ARTHUS. — **Éléments de Chimie physiologique,** par MAURICE ARTHUS, chef du laboratoire à l'Institut Pasteur de Lille. *Troisième édition, revue et corrigée.* 1 vol., avec figures . . . . **4** fr.

— **Éléments de Physiologie,** par MAURICE ARTHUS. 1 vol. avec fig.   **8** fr.

BARD. — **Précis d'Anatomie pathologique,** par M. L. BARD, professeur à la Faculté de médecine de Lyon, médecin de l'Hôtel-Dieu. *Deuxième édition, revue et augmentée.* 1 vol. avec 125 figures. . . . . **7** fr. **50**

BERLIOZ. — **Manuel de Thérapeutique,** par le Dr BERLIOZ, professeur à l'Ecole de médecine de Grenoble, avec une Préface du professeur BOUCHARD, membre de l'Institut. *Quatrième édition, revue et augmentée.* 1 vol.. . . . . **6** fr.

DIEULAFOY. — **Manuel de Pathologie interne,** par le professeur G. DIEULAFOY, membre de l'Académie de médecine. *Treizième édition entièrement refondue et augmentée.* 4 vol.. avec figures en noir et en couleurs. . . . . **28** fr.

LAUNOIS. — **Manuel d'Anatomie microscopique et d'Histologie,** par M. P.-E. LAUNOIS, professeur agrégé à la Faculté de médecine, médecin des hôpitaux. Préface de M. le professeur MATHIAS DUVAL. *Deuxième édition entièrement refondue.* 1 vol., avec 261 figures . . . . . **8** fr.

SPILLMANN et HAUSHALTER. — **Manuel de Diagnostic médical et d'Exploration clinique,** par P. SPILLMANN, professeur de clinique médicale à la Faculté de médecine de Nancy, et P. HAUSHALTER, professeur agrégé. *Quatrième édition entièrement refondue.* 1 vol., avec 89 figures . . . . **6** fr.

THOINOT et MASSELIN. — **Précis de Microbie.** *Technique et microbes pathogènes,* par M. le Dr L.-H. THOINOT, professeur à la Faculté de médecine de Paris, médecin des hôpitaux, et E.-J. MASSELIN, médecin-vétérinaire. Ouvrage couronné par la Faculté de médecine (Prix Jeunesse). *Quatrième édition entièrement refondue.* 1 vol., avec figures en noir et en couleurs . . . . **8** fr.

WURTZ. — **Précis de Bactériologie clinique,** par M. le Dr R. WURTZ, professeur agrégé à la Faculté de médecine de Paris, médecin des hôpitaux. *Deuxième édition, revue et augmentée,* avec tableaux synoptiques et figures dans le texte. 1 volume. . . . . **6** fr.

Traité

de

Physique Biologique

PUBLIÉ SOUS LA DIRECTION DE MM.

| **D'ARSONVAL**
Professeur au Collège de France
Membre de l'Institut et de l'Académie de médecine. | **CHAUVEAU**
Professeur au Muséum d'histoire naturelle
Membre de l'Institut et de l'Académie de médecine. |
| **GARIEL**
Ingénieur en chef des Ponts et Chaussées
Professeur a la Faculté de médecine de Paris
Membre de l'Académie de médecine. | **MAREY**
Professeur au Collège de France
Membre de l'Institut et de l'Académie de médecine. |

SECRÉTAIRE DE LA RÉDACTION

M. WEISS

Ingénieur des Ponts et Chaussées
Professeur agrégé à la Faculté de médecine de Paris.

3 vol. in-8° brochés. En souscription jusqu'à la publication du tome II.   **60 fr.**

TOME PREMIER

1 *fort volume in-8°, avec* 591 *figures dans le texte* : **25** fr.

Des erreurs dans les mesures. Principes généraux de mécanique. — Propriétés des solides. Résistance des matériaux. Architecture des os. — Architecture des muscles. Principes généraux de méthode graphique. La contraction musculaire. — La locomotion humaine. — La locomotion animale. — Principes généraux d'hydrostatique et d'hydrodynamique. — Cœur; Cardiographie. — Circulation du sang dans les vaisseaux ; Pression et vitesse, pouls et sphygmographie. — Pléthysmographie. — Capillarité et tension superficielle. Solubilité des solides; Imbibition. — Filtration. — Osmose. — Propriétés des gaz. Analyse des gaz. Gaz du sang. Phénomènes physiques de la respiration. — Principes généraux de la chaleur. — Thermométrie. — Température. — Calorimétrie. Étuves et régulateurs de température. — Chaleur animale. — Travail fourni par les animaux, rendement des moteurs animés. Propagation de la chaleur, protection des animaux. — Influence de la pression sur la vie. — Influence des agents atmosphériques sur les éléments cellulaires. — Actions hygrométriques sur les végétaux. Influence de la chaleur sur les végétaux. Actions mécaniques sur les végétaux.

TOME SECOND

(*Sous presse*)

Ce volume contiendra : Principes généraux d'optique géométrique — Spectroscopie et analyse spectrale. — Mesure et utilisation de la lumière. — Photographie. — Chaleur rayonnante. — Polarisation rotatoire et polarimétrie. — Phosphorescence et fluorescence. — Biophotogenèse ou production de la lumière par les êtres vivants. — Effets des radiations sur les plantes. — Diffusion de la lumière. — Endoscopie. — Puissance des systèmes centrés. Numérotage des verres. — Etude optique de l'œil. Œil réduit. Aberrations chromatiques. — Accommodation. — Emmétropie, Myopie, Hypermétropie, Presbytie. — Astigmatisme. — Détermination et correction des amétropies. — Acuité visuelle. Champ visuel. — Impressions lumineuses sur la rétine. — Phénomènes entoptiques. — Mouvements des yeux. — Vision binoculaire. — Instruments d'optique. — L'œil dans la série animale.

Le **Traité de Physique biologique** sera publié en trois volumes :

Tome I.   — *Mécanique. — Actions moléculaires et chaleur.*
Tome II.   — *Radiations. — Optique.*
Tome III.   — *Electricité. — Acoustique.*

BIBLIOTHÈQUE
d'Hygiène thérapeutique

DIRIGÉE PAR

Le Professeur PROUST

Membre de l'Académie de médecine, Médecin de l'Hôtel-Dieu
Inspecteur général des Services sanitaires.

Chaque ouvrage forme un volume in-16, cartonné toile, tranches rouges,
et est vendu séparément : **4** fr.

Chacun des volumes de cette collection n'est consacré qu'à une seule maladie ou à un seul groupe de maladies. Grâce à leur format, ils sont d'un maniement commode. D'un autre côté, en accordant un volume spécial à chacun des grands sujets d'hygiène thérapeutique, il a été facile de donner à leur développement toute l'étendue nécessaire.

L'hygiène thérapeutique s'appuie directement sur la pathogénie; elle doit en être la conclusion logique et naturelle. La genèse des maladies sera donc étudiée tout d'abord. On se préoccupera moins d'être absolument complet que d'être clair. On ne cherchera pas à tracer un historique savant, à faire preuve de brillante érudition, à encombrer le texte de citations bibliographiques. On s'efforcera de n'exposer que les données importantes de pathogénie et d'hygiène thérapeutique et à les mettre en lumière.

VOLUMES PARUS :

L'Hygiène du Goutteux, par le Professeur PROUST et A. MATHIEU, médecin de l'hôpital Andral.

L'Hygiène de l'Obèse, par le Professeur PROUST et A. MATHIEU.

L'Hygiène des Asthmatiques, par E. BRISSAUD, professeur à la Faculté de Paris, médecin de l'hôpital Saint-Antoine.

L'Hygiène du Syphilitique, par H. BOURGES, préparateur au laboratoire d'hygiène de la Faculté de médecine.

Hygiène et Thérapeutique thermales, par G. DELFAU, ancien interne des hôpitaux de Paris.

Les Cures thermales, par G. DELFAU, ancien interne des hôpitaux.

L'Hygiène du Neurasthénique (*Deuxième édition*) par le Professeur PROUST et G. BALLET, professeur agrégé, médecin des hôpitaux de Paris.

L'Hygiène des Albuminuriques, par le D* SPRINGER, chef du laboratoire de la Faculté de médecine à l'hôpital de la Charité.

L'Hygiène des Tuberculeux, par le D* CHUQUET, ancien interne des hôpitaux de Paris, médecin consultant à Cannes, avec une préface du D* DAREMBERG, correspondant de l'Académie de médecine.

Hygiène et Thérapeutique des Maladies de la Bouche, par le D* CRUET, dentiste des hôpitaux de Paris, avec une préface du Professeur LANNELONGUE, membre de l'Institut.

L'Hygiène des Diabétiques, par le Professeur PROUST et A. MATHIEU, médecin de l'hôpital Andral.

L'Hygiène des Maladies du Cœur, par le D* VAQUEZ, professeur agrégé à la Faculté de médecine de Paris, médecin des hôpitaux, avec une préface du Professeur POTAIN, membre de l'Institut.

L'Hygiène du Dyspeptique, par le D* LINOSSIER, professeur agrégé à la Faculté de médecine de Lyon, membre correspondant de l'Académie de médecine, médecin à Vichy.

Journal de Physiologie
et de Pathologie générale

PUBLIÉ PAR

MM. BOUCHARD ET CHAUVEAU

Comité de Rédaction : MM. J. COURMONT, E. GLEY, P. TEISSIER

Le **Journal de Physiologie et de Pathologie générale** paraît tous les deux mois dans le format grand in-8°, avec planches et figures dans le texte.

Chaque numéro, de 200 pages environ, contient, outre les mémoires originaux, un index bibliographique de 30 à 40 pages comprenant l'analyse sommaire des travaux français et étrangers de physiologie et de pathologie générale.

L'année forme un volume de 1200 pages environ.

PRIX DE L'ABONNEMENT : Paris : **28** francs. — France et Union postale : **30** francs.

Archives de Médecine Expérimentale
et d'Anatomie pathologique

Fondées par J.-M. CHARCOT

Publiées par MM. GRANCHER, JOFFROY, LÉPINE

Secrétaires de la Rédaction : Ch. ACHARD, R. WURTZ

Les **Archives de Médecine expérimentale** sont un recueil de mémoires originaux consacrés à la médecine scientifique. Éclairer la clinique par les recherches de laboratoire, tel est leur but. Toutes les méthodes scientifiques capables de contribuer aux progrès de la médecine, toutes les recherches de laboratoire susceptibles d'application à la clinique ont leurs places marquées dans cette publication. Aussi la diversité des sujets traités est-elle très grande. La part principale est attribuée à la microbiologie ainsi qu'à la pathologie expérimentale et à l'anatomie pathologique. En outre, une place est également réservée à la chimie biologique et à la thérapeutique expérimentale. Cette publication compte parmi ses collaborateurs de nombreux savants français et étrangers, et son succès n'a cessé de s'affirmer depuis les dix années écoulées à partir de sa fondation.

Paraissant par fascicules tous les deux mois, les **Archives de Médecine expérimentale** forment chaque année un volume d'environ 800 pages, illustré de figures dans le texte, et de planches hors texte en noir et en couleurs.

Prix de l'Abonnement annuel :

PARIS, **24** francs. — DÉPARTEMENTS, **25** francs. — UNION POSTALE, **26** francs.

ANNALES DE L'INSTITUT PASTEUR
(Journal de Microbiologie)

Fondées sous le patronage de M. PASTEUR

ET PUBLIÉES PAR

M. E. DUCLAUX
Membre de l'Institut, Directeur de l'Institut Pasteur, Professeur à la Sorbonne

ASSISTÉ DU COMITÉ DE RÉDACTION COMPOSÉ DE MM.

CALMETTE, CHAMBERLAND, Dr GRANCHER, METCHNIKOFF, NOCARD, Dr ROUX, Dr VAILLARD

Les *Annales de l'Institut Pasteur* réunissent les recherches, travaux et découvertes de l'Institut Pasteur de Paris et des nombreux instituts et laboratoires élevés dans le même but en province et à l'étranger. C'est l'organe le plus compétent en microbiologie et le plus autorisé dans toutes les questions de contagion, d'immunité et de sérothérapie.

Les Annales paraissent le 25 de chaque mois. — Chaque numéro contient plusieurs mémoires originaux, illustrés de figures dans le texte et de planches hors texte en noir et en couleurs.

PARIS, **18** fr. — DÉPARTEMENTS ET UNION POSTALE, **20** fr.

Encyclopédie Scientifique

des Aide-Mémoire

PUBLIÉE SOUS LA DIRECTION DE

H. LÉAUTÉ

Membre de l'Institut

Au 1er Mai 1902, 300 VOLUMES publiés

Chaque ouvrage forme 1 volume petit in-8°, vendu :

Broché . . . . . . **2 fr. 50** | Cartonné toile . . . . . **3 fr.**

Derniers volumes parus dans la section du Biologiste :

Physiologie normale et pathologique du Pancréas, par E. Hédon, professeur de Physiologie à la Faculté de médecine de Montpellier.

L'Alcoolisme et la Lutte contre l'Alcool en France, par le Dr Romme, préparateur à la Faculté de médecine de Paris.

La Lutte sociale contre la Tuberculose, par le Dr Romme.

La Rage, par le Dr Auguste Marie, directeur de l'Institut antirabique de Constantinople, ancien Interne des Hôpitaux de Paris, avec une préface de M. le Dr E. Roux, membre de l'Institut, sous-directeur de l'Institut Pasteur.

L'Insuffisance hépatique, par A. Gouget, médecin des hôpitaux.

Chaleur animale : Principes chimiques de la production de la chaleur chez les êtres vivants, par M. Berthelot, secrétaire perpétuel de l'Académie des Sciences, 2 vol.

La Goutte : Essai de pathogénie morphologique, par le Dr Critzman, préparateur à la Faculté de médecine de Paris.

Des Péricardites, par le Dr E. Giraudeau.

Maladies des Organes respiratoires : Méthode d'exploration ; signes physiques, par le Dr Léon Faisans, médecin de l'hôpital de la Pitié. 2e édition.

Examen et Séméiotique du Cœur : Signes physiques, par le Dr Pierre Merklen, médecin de l'hôpital Saint-Antoine. 2e édition.

L'Appendicite, par Ch. Monod, professeur agrégé, chirurgien de l'hôpital Saint-Antoine et J. Vanverts, interne des hôpitaux.

Aliénés méconnus et condamnés, par les Drs F. Pactet, médecin en chef de l'Asile de Villejuif et Henri Colin, médecin des Asiles de la Seine et de l'Asile d'aliénés criminels de Gaillon. 2 vol. I. *Les aliénés devant la justice.* — II. *Les aliénés dans les prisons.*

Technique bactériologique, par R. Wurtz, professeur agrégé, médecin des hôpitaux de Paris. 2e édition, revue et augmentée.

Maladies des Voies urinaires, par P. Bazy, chirurgien des hôpitaux. 2e édition. 4 vol.

La Péritonite tuberculeuse, par le Dr G. Maurange.

L'Analyse biologique des Eaux potables, par le Dr J. Gasser.

Les Troubles auditifs dans les Maladies nerveuses, par J.-F. Collet, professeur agrégé à la Faculté de Lyon.

Notions de Laryngoscopie utiles aux médecins, par J.-F. Collet.

La Chimie de la Cellule vivante, par Armand Gautier, de l'Institut, professeur à la Faculté de médecine de Paris.

Les Artérites et les Scléroses, par le Dr A. Brault, médecin de l'hôpital Tenon, chef des Travaux pratiques d'Anatomie pathologique à la Faculté de médecine.

Energétique musculaire, par F. Laulanié, professeur de Physiologie à l'Ecole vétérinaire de Toulouse, avec une préface de A. Chauveau, de l'Institut.

Précis élémentaire de Dermatologie en 5 volumes, par L. Brocq, médecin des hôpitaux, et L. Jacquet, ancien interne de Saint-Louis. 2e édition.

Les Poisons de l'Organisme, par A. Charrin, professeur agrégé, médecin des hôpitaux, directeur adjoint du laboratoire de Pathologie générale, assistant au Collège de France. 3 vol.

La Cocaïne en Chirurgie, par le Dr Paul Reclus, professeur agrégé, chirurgien de l'hôpital de la Pitié.

La Syphilis. I. *Chancre et syphilis secondaire.* — II. *Syphilis tertiaire,* par le Dr Vouzelle, ancien interne des hôpitaux.

Les Catalogues spéciaux de l'Encyclopédie Léauté (Section du Biologiste, Section de l'Ingénieur) sont envoyés sur demande.

47950. — Imprimerie Lahure, rue de Fleurus, 9, à Paris.